AUTISMO
AZUL E DE TODAS AS CORES

Wilson Candido Braga

AUTISMO
AZUL E DE TODAS AS CORES

Guia básico para pais e profissionais

Paulinas

Dados Internacionais de Catalogação na Publicação (CIP)
(Câmara Brasileira do Livro, SP, Brasil)

Braga, Wilson Candido
   Autismo : azul e de todas as cores : guia básico para pais e profissionais / Wilson Candido Braga. – São Paulo : Paulinas, 2018. – (Coleção psicologia, família e escola)

   Bibliografia.
   ISBN 978-85-356-4393-0

   1. Autismo 2. TEA (Transtorno do Espectro do Autismo) 3. TEA (Transtorno do Espectro do Autismo) - Diagnóstico I. Título. II. Série.

18-13969
CDD-616.85882
NLM-WM 203.5

Índice para catálogo sistemático:
1. Autismo : Guia básico para pais e profissionais da saúde e da educação   616.85882

1ª edição – 2018
7ª reimpressão – 2024

Direção-geral: *Flávia Reginatto*
Editora responsável: *Andréia Schweitzer*
Copidesque: *Mônica Elaine G. S. da Costa*
Coordenação de revisão: *Marina Mendonça*
Revisão: *Ana Cecilia Mari*
Gerente de produção: *Felício Calegaro Neto*
Projeto gráfico: *Manuel Rebelato Miramontes*
Diagramação: *Jéssica Diniz Souza*
Ilustrações: *Wyara Candido Nunes*

Nenhuma parte desta obra poderá ser reproduzida ou transmitida por qualquer forma e/ou quaisquer meios (eletrônico ou mecânico, incluindo fotocópia e gravação) ou arquivada em qualquer sistema ou banco de dados sem permissão escrita da Editora. Direitos reservados.

Cadastre-se e receba nossas informações
paulinas.com.br
Telemarketing e SAC: 0800-7010081

Paulinas
Rua Dona Inácia Uchoa, 62
04110-020 – São Paulo – SP (Brasil)
📞 (11) 2125-3500
✉ editora@paulinas.com.br
© Pia Sociedade Filhas de São Paulo – São Paulo, 2018

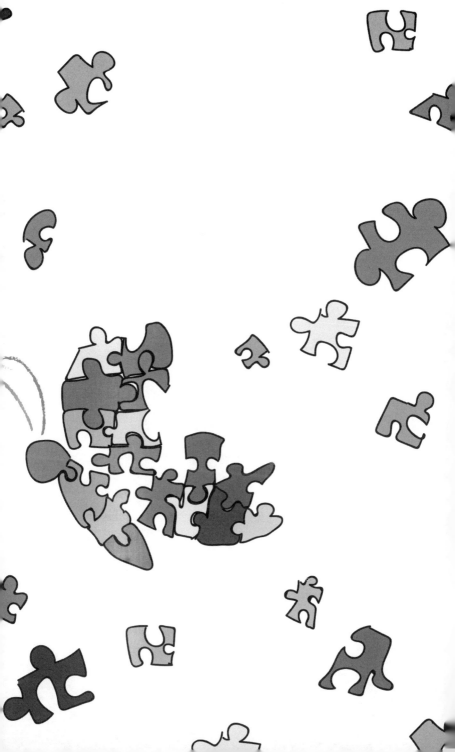

Dedico este guia básico sobre autismo à minha família e em especial aos meus grandes amores: Tia Decira e Tia Gilda (tias/mães) e Gendilva (irmã/mãe), que tanto fizeram e continuam a fazer por mim, pela dedicação, abdicação e amor incondicional. Serei eternamente grato a vocês.

A todos os profissionais da saúde, educação e ação social, por tanto empenho na busca por melhores condições de vida para as nossas crianças, adolescentes e adultos com Transtorno do Espectro do Autismo – TEA;

Aos pais e familiares de pessoas com TEA, que ainda enfrentam grandes desafios para fazer valer os direitos de seus filhos e um melhor lugar no mundo.

Agradecimento especial

Gostaria de agradecer de modo muito especial às centenas de crianças e adolescentes com TEA que, ao longo de vinte anos de prática profissional, passaram pelos meus atendimentos terapêuticos ocupacionais e que muito me ensinaram e continuam a me ensinar todos os dias, pois cada nova história é um somatório de novos saberes. Vocês, "meus anjos azuis", têm me ensinado todos os dias o quão significativo podemos ser quando nos propomos a minimizar dificuldades, ampliando possibilidades.

Sumário

Introdução 13

CAPÍTULO 1. Percurso histórico do autismo 23

CAPÍTULO 2. Incidência do autismo 45

CAPÍTULO 3. Transtorno do Espectro do Autismo – TEA 51

CAPÍTULO 4. Transtorno do Espectro do Autismo – TEA, desmodulação sensorial e comportamentos estereotipados 85

CAPÍTULO 5. Transtorno do Espectro do Autismo – TEA e o DSM 5 117

CAPÍTULO 6. Autismo: mitos e verdades 133

CAPÍTULO 7. Orientações sobre o Transtorno do Espectro do Autismo – TEA para pais e profissionais 145

Referências 157

Introdução

Antes de iniciar minhas descrições sobre o Transtorno do Espectro do Autismo – TEA, gostaria de descrever um pouco minha trajetória profissional como Terapeuta Ocupacional e como Professor Formador, especialmente pela vivência direta com pessoas diagnosticadas com TEA e seus familiares, de quem recebo diariamente muito carinho, atenção e motivação para continuar militando pela causa da educação especial na perspectiva da educação inclusiva.

Já são vinte anos de trabalho no atendimento a pessoas com algum transtorno e, apesar dessa longa jornada junto aos mais diversos quadros diagnósticos, especialmente os dos transtornos do neurodesenvolvimento, trabalhar diretamente com pessoas com TEA ainda me angustia, não pela condição particular desse quadro, mas pela exclusão social que ainda é muito marcante e, principalmente, pela forma como os familiares muitas vezes recebem a notícia no momento do diagnóstico. Em alguns casos, esse momento é apresentado com sensibilidade e esclarecimentos, o que só favorece a uma melhor aceitação por parte da família; porém, a carência de orientação para com essas famílias ainda é constante, deixando-as por vezes desnorteadas e sem perspectivas, pois quase sempre esse diagnóstico é visto como algo gerador de incapacidades e impossibilidades, esquecendo-se de que esse sujeito não é só autista, mas também tem outros adjetivos, positivos e negativos, como qualquer outro ser humano. Por isso, costumo falar que o indivíduo tem algum transtorno, não é deficiente; ele tem autismo, não é autista.

É sabido que o impacto gerado pela notícia do diagnóstico faz com que muitos familiares vivenciem grande tensão, ansiedade e desesperança, pois a carência de serviços de suporte, a insegurança e o estigma social ainda são muito fortes, causando sentimentos conflituosos, que os levam a passar por momentos muito particulares, como *negação*, *adaptação* e *aceitação*; emoções que cada família vive de forma distinta e que merecem ser respeitadas por nós profissionais e pelo próprio grupo familiar de forma sensível.

É natural que inicialmente os pais não queiram ou não acreditem no diagnóstico que lhes é apresentado, nem que a situação esteja realmente acontecendo com eles. Dessa forma, é comum que procurem negar a si mesmos e principalmente às demais pessoas que os cercam, quando da existência do transtorno em seu filho ou filha, até então visto como um ser perfeito e sem possibilidades de manifestar nenhuma condição particular que dificulte seu desenvolvimento global e sua autonomia. Chamamos a esse momento em particular de fase de *negação*.

Nessa fase, a família ainda não se encontra preparada para conviver com algo dessa natureza, até porque, no caso de um nascimento, estava esperando por um bebê saudável, sem problemas, e isso provoca um grande choque ante o inesperado, suscitando, assim, muitas dúvidas e inquietações quanto a essa nova situação e muitos receios, pois não se sabe como será o desenrolar desse novo momento, especialmente em relação a um futuro imprevisível diante de uma sociedade ainda tão excludente e estigmatizante.

Nesse contexto algumas famílias se lançam numa busca interminável por outras possibilidades diagnósticas que de alguma forma possam negar aquela constatação inicial, e, assim, muitos especialistas são consultados e muitos diagnósticos, comparados.

Os resultados dos diagnósticos que se apresentam mais incômodos são completamente ignorados, abrindo espaço para a aceitação dos mais amenos. Com essas atitudes, buscam a negação de uma realidade que se mostra assustadora e de difícil condução, e dessa forma se recolhem no seu luto pela morte do filho idealizado, do filho planejado, revoltam-se com o mundo e fecham-se na sua própria dor, negando-se muitas vezes ao contato com outras pessoas.

Os reflexos iniciais dessas primeiras emoções podem se apresentar a partir da dificuldade de os pais interagirem com o bebê, e eles esperam, nesse caso, que as pessoas mais próximas e os profissionais que acompanham diretamente o caso apresentem disponibilidade para ouvi-los. Muito mais do que críticas por sua postura, a família precisa de um canal empático que favoreça a comunicação para possíveis trocas que possam de alguma forma amenizar esse momento de dor e sofrimento.

É muito comum nessa fase que o pai demonstre maior dificuldade em lidar com a constatação do transtorno, pois a mãe normalmente intui que seu filho apresenta algum tipo de problema; mas o pai, muitas vezes, o nega com maior veemência.

A fase de negação pode se prolongar por dias, meses ou anos, mas precisa ser vencida, em benefício da própria criança.

Superado esse momento de dor e luto, os pais começam a perceber que seu filho apresenta necessidades que precisam e devem ser atendidas prontamente, e assim passam a perder o medo de serem inadequados ante essa criança. Chamamos a esse segundo momento de fase de *adaptação*, quando a família já consegue elaborar a perda da "criança idealizada e perfeitamente saudável" e inicia tentativas de descobrir maneiras de adequar-se ao novo momento existencial e real, surgindo assim as primeiras buscas por informações sobre o diagnóstico, não mais para negar a existência da situação real, mas para entendê-la melhor e com isso buscar estratégias e possibilidades que qualifiquem a vida desse sujeito, agora percebido como alguém que necessita de suporte e atenção.

Nesse movimento surgem novas possibilidades e assim se iniciam tentativas para estabelecer aproximações e contatos com outras famílias que também compartilham do mesmo problema; logo, podem restabelecer-se os vínculos sociais com amizades antigas, conquistar novas amizades, retomar suas vidas e diminuir o isolamento social.

Os profissionais têm um papel muito importante nessa nova fase, aproveitando o momento em que a família demonstra necessidade de informação e apoio. Eles serão cruciais ao ajudá-la a identificar e a compreender as necessidades daquela criança, qual seu real papel enquanto família e, principalmente, a descobrir como pode contribuir dando continuidade às propostas de intervenção que cada profissional estabelece como objetivo. Para isso, precisa entender que esse movimento de exclusão ou inclusão deve começar em casa.

É nesse momento que a família perceberá a criança como um ser humano genuíno, singular, com dificuldades, mas também com potencialidades, efetivamente integral e pleno de significado.

A próxima etapa vivenciada pela família é chamada de fase de *aceitação*, na qual o maior contato possibilitou uma visão mais realista da criança e, dessa forma, os pais vão conhecendo melhor o filho e este também os vai conhecendo melhor, formando vínculos afetivos mais resistentes e significativos para o desenvolvimento global desse indivíduo.

O vínculo emocional já está devidamente reestabelecido e mais sólido; logo, a evolução da criança começa a ser percebida gradativamente, e os pais já se tornam mais participativos, buscando cada vez mais apoio, sugestões e esclarecimentos. Cada pequena conquista por parte dessa criança passa a representar uma grande vitória para os pais.

Ao longo desse processo, alguns pais já reconhecem que alguns sentimentos como tristeza e frustração devem e precisam ser encarados com naturalidade, mas que podem também reaparecer em momentos pontuais, e assim buscam estabelecer novos parâmetros comparativos, passando a qualificar e expressar maior satisfação com as mínimas conquistas do seu filho, cada pequeno avanço ganha uma dimensão singular e muito mais significativa, e algumas situações ganham outro sentido, entendendo agora que aprender está para além do processo de leitura, escrita e raciocínio lógico-matemático, pois existem conquistas que serão mais qualitativas do que a aprendizagem meramente acadêmica e muitas vezes sem representação funcional para o sujeito. Entendem que autonomia, capacidade de adequação social e elementos comunicacionais são mais importantes do que se previa, pois o que mais almejam é a autonomia de seu filho.

É comum que alguns pais ainda apresentem uma postura superprotetora, mas que com o tempo tende a diminuir, pois também percebem que dessa forma não estarão ajudando, e sim promovendo maior dependência, e não é esse o objetivo.

É nesse momento tão significativo que nos compete, enquanto profissionais, de qualquer área de atuação, levar informações relevantes e de qualidade, cientificamente comprovadas, que nem alimentem falsas expectativas nem retirem das famílias o direito de apostar nas potencialidades de seus filhos.

Neste guia básico para pais e profissionais, buscaremos esclarecer alguns mitos enraizados sobre essa temática, tirar dúvidas sobre as possíveis causas, a sintomatologia e o porquê dessas manifestações, as dificuldades e as possibilidades também descritas, mas acima de tudo nos cabe orientar sobre quais caminhos se devem seguir para melhor qualificar a vida de seus filhos, alunos ou pacientes com TEA.

O propósito deste guia é levar informação clara e direta sobre as particularidades desse quadro diagnóstico tão singular, apresentando referências e esclarecendo alguns equívocos, para que assim um novo paradigma possa ser vislumbrado.

Somos hoje um grande grupo de pais e profissionais construindo conhecimentos sobre TEA, e isso faz uma grande diferença, pois dessa forma estamos minimizando o preconceito e gerando possibilidades para que a inclusão de fato aconteça, assegurando a esses indivíduos o direito de acesso e a garantia de permanência nos mais diversos espaços socioeducacionais com qualidade.

Transtorno do Espectro do Autismo – TEA, hoje classificado pelo DSM-5 (*Diagnostic and Statistical Manual of Mental Disorders* – Manual Diagnóstico e Estatístico dos Transtornos Mentais – 5. edição) como um *transtorno do neurodesenvolvimento* (APA, 2014), é considerado pela neurociência como um transtorno neurobiológico, de funcionamento cerebral, em que áreas cerebrais específicas funcionam de forma diferente daquela esperada para cada região que compõe o chamado "cérebro social", evidenciando respostas inadequadas perante as demandas sociais.

Nesse sentido o TEA configura-se como um transtorno de início precoce, com características marcantes no processo de desenvolvimento global da criança, comprometendo principalmente o desenvolvimento funcional da linguagem – fala e comunicação, que por sua vez prejudicam diretamente a capacidade de interação social (fala + comunicação + interação social = comunicação social). Além dessa particularidade, deve ser perceptível a presença marcante de prejuízos nos comportamentos com atividades e interesses restritos, repetitivos e estereotipados, considerados como elementos pontuais para que o diagnóstico seja de fato apresentado. Deve-se entender que esse diagnóstico se dá a partir de observações e relatos familiares, ou seja, o diagnóstico é clínico-observacional. Esses dois elementos são classificados pelo DSM-5 como "díade do autismo", e dessa forma devem estar presentes para caracterizar o TEA em qualquer indivíduo, seja em níveis mais leves, seja nos mais severos (APA, 2014).

O TEA é considerado na atualidade um quadro diagnóstico com múltiplas possibilidades, do mais discreto ao mais acentuado, e isso implica diversas formas particulares de manifestações sintomáticas para uma mesma condição diagnóstica. Logo, estamos falamos do "espectro do autismo", uma multivariedade de tipos para uma mesma condição de funcionamento cerebral.

A manifestação sintomática dos diversos quadros de TEA confunde a família e a muitos profissionais, daí a grande dificuldade para o fechamento de alguns diagnósticos, pois os casos mais leves – TEA nível 1 (que necessita de apoio) – passam às vezes despercebidos, pois seu desenvolvimento global aproxima-se bastante do esperado; logo, podem não ser entendidos como dificuldades sutis que demandam apoio multiprofissional.

Dependendo do nível de comprometimento, muitas pessoas com TEA podem apresentar dificuldades distintas, desde a dificuldade na capacidade de comunicação social, de criar laços de relacionamentos sociais representativos, até de aprender conceitos básicos e ser independente nas habilidades ou condutas adaptativas para uma vida funcional e autônoma.

O Transtorno do Espectro do Autismo – TEA é uma condição permanente que se manifesta desde tenra idade, persistindo por toda a vida, evoluindo para uma condição mais ou menos funcional, dependendo de como essa condição se apresenta em cada sujeito e de quando e como as intervenções foram iniciadas, realizadas e continuadas. Para tanto, não falamos em cura, pois até o momento não existe comprovação científica de reversão do quadro sintomático. No entanto, a detecção, o encaminhamento e a intervenção precoces fazem toda a diferença para a garantia de um melhor prognóstico.

As propostas interventivas são inúmeras, porém o que esperamos é que esse indivíduo seja assistido e tenha uma melhor qualidade de vida em todos os espaços onde esteja inserido, nos contextos familiares, educacionais e sociais. Isso depende de inúmeros fatores, principalmente do envolvimento da família e das ferramentas de intervenção disponíveis nos espaços clínicos e institucionais, públicos ou privados.

Que este texto sirva de pretexto para a nossa busca incessante por mais informações, pois o conhecimento é o primeiro passo para a inclusão, e essa inclusão deve começar em casa, com a aceitação da família, devendo se estender a cada profissional de áreas diversas, no sentido de reflexão sobre suas atitudes, que talvez ainda seja a barreira mais difícil de superação. Necessitamos ainda de espaços abertos para a promoção de oportunidades que favoreçam a esses indivíduos a garantia de seus direitos e maiores possibilidades de acesso, permanência e estratégias de sucesso, por menores que alguns desses avanços possam parecer.

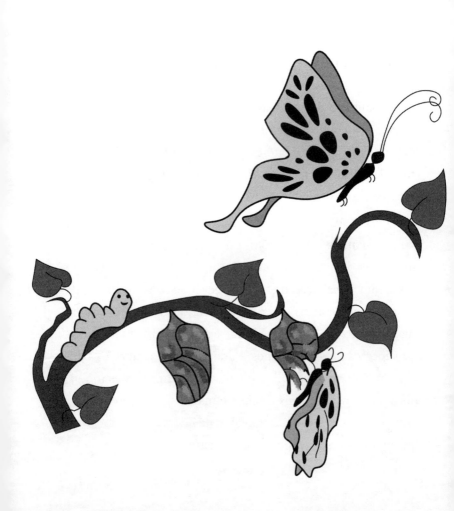

Capítulo 1

Percurso histórico do autismo

O Transtorno do Espectro do Autismo – TEA é caracterizado pelo DSM-5 (*Manual Diagnóstico e Estatístico dos Transtornos Mentais – 5ª edição*) como um dos transtornos do neurodesenvolvimento. Não é um quadro diagnóstico da atualidade, nem um assunto da moda, tampouco uma invenção médica, mas uma realidade que se faz cada vez mais presente e evidente em nossos espaços socioeducativos.

Já se fala desse adjetivo há mais de cem anos, porém a forma como essa condição foi inicialmente descrita gerou inúmeros equívocos, que por sua vez dificultaram a participação e o acesso desses indivíduos em seus espaços de direito, favorecendo dessa forma o processo de exclusão pela segregação em espaços institucionalizados e afastamento dos convívios familiar, escolar e social. Portanto, cabe fazermos uma viagem pela história do autismo para que assim possamos esclarecer algumas questões, desmistificar algumas ideias equivocadas e sensibilizar a todos acerca da importância do processo de inclusão, desde a aceitação familiar até à acessibilidade atitudinal por parte da família, da sociedade e da comunidade escolar.

1906

O adjetivo "autista" foi introduzido pela primeira vez na psiquiatria pelo psiquiatra Plouller, no ano de 1906, ao estudar comportamentos de isolamento social e dificuldades na capacidade de expressão verbal e não verbal, que foram percebidos em pacientes com demência precoce, o atual quadro de esquizofrenia (CAMARGOS, 2005).

Entendemos a esquizofrenia como um transtorno mental crônico que se manifesta desde cedo, ainda na adolescência ou no início da idade adulta, atingindo em igual proporção homens e mulheres (referência rápida aos critérios diagnósticos do DSM-5, 2014). Ela apresenta várias manifestações que afetam diversas áreas do funcionamento psíquico, sendo os seus principais sintomas caracterizados por:

- *Delírios:* são falsas ideias, das quais o paciente tem convicção absoluta que sejam reais e que estejam acontecendo com ele.
- *Alucinações:* percepções falsas dos órgãos dos sentidos, sendo as alucinações auditivas as mais comuns, em forma de vozes que falam sobre ele, ou que acompanham suas atividades com comentários e muitas vezes de forma depreciativa, dando-lhe ordem para realização de uma dada ação. Outras formas de alucinação, visuais, táteis ou olfativas também podem ocorrer (DALGALARRONDO, 2008).
- *Alterações do pensamento:* ideias confusas, desorganizadas ou desconexas, tornando o discurso do paciente interrompido, incoerente e de difícil compreensão.

- *Alterações da afetividade:* são comuns prejuízos ou perda da capacidade de reagir emocionalmente às circunstâncias em geral de forma adaptável, levando o paciente a manifestar comportamentos de indiferença e dificuldades na expressão afetiva, podendo apresentar reações afetivas incongruentes e normalmente inadequadas em relação ao contexto em que se encontra. Torna-se pueril (infantilizado) em seus comportamentos e ações, comportando-se com excentricidade ou indiferença ao ambiente que o cerca (DALGALARRONDO, 2008).

- *Diminuição da motivação:* diminuição ou perda da volição/vontade, em que o paciente se apresenta com baixo interesse, motivação e iniciativa (apático), sem condições de realizar atividades simples do contexto diário, além de ter restrição na capacidade de comunicação e interação social, levando-o ao isolamento social.

- *Outros sintomas:* dificuldade de concentração, alterações da motricidade, desconfiança excessiva, indiferença generalizada.

Esse quadro diagnóstico tende a evoluir geralmente em episódios agudos, em que aparecem os vários sintomas acima descritos, principalmente os delírios e as alucinações, intercalados por períodos de remissão, com poucos sintomas manifestos.

Entre 1908 e 1911

A partir desse momento inicial de introdução do adjetivo autista na psiquiatria, associado a comportamentos esquizofrênicos, e classificação desse termo "autismo" como perda de contato com a realidade, Eugen Bleuller (CUNHA, 2014) aprofunda seus estudos e observações, ampliando seu entendimento ao criar características muito singulares para esse comportamento, que mais tarde se convencionou como os 4 "As" de Bleuller: *autismo* (comportamento com tendência a voltar-se para si mesmo, fechar-se em si mesmo, ensimesmamento), *avolição* (ausência de vontade, incapacidade de iniciar e persistir funcionalmente em atividades dirigidas a um dado objetivo), *ausência de afeto* (dificuldades em expressar, compreender e receber afetos) e *afrouxamento dos nexos associativos* (ideias que são associadas de forma errada e com prejuízo da lógica [do nexo]).

Até 1940

Não havia um quadro claramente definido para essa condição diagnóstica; portanto, todas as pessoas com esses comportamentos e prejuízos cognitivos eram tratadas como "débeis mentais profundos", além das confusões com outros termos diagnósticos.

1943

Leo Kanner (DUMAS, 2011), médico austro-húngaro, ao examinar um grupo particular de onze crianças, consideradas bonitas e inteligentes (sendo oito meninos e três meninas), ambas de classe média americana e com severos problemas no desenvolvimento, definiu dois critérios importantes que seriam o eixo desta recém-descoberta condição: a *solidão* (dificuldades para as interações sociais e tendências ao isolamento) e a *insistência obsessiva na infância* (ou seja, mesmo avançando em idade cronológica e crescimento físico, elas permaneciam mentalmente infantilizadas, com perceptível distorção entre idade mental e idade cronológica, o que conhecemos hoje como Transtorno do Desenvolvimento Intelectual – Deficiência Intelectual).

Deficiência intelectual é caracterizada como funcionamento intelectual significativamente abaixo da média, oriundo do período de desenvolvimento, com manifestação antes dos 18 anos de idade, concomitantemente associado a limitações em duas ou mais áreas das chamadas condutas ou habilidades adaptativas, ou na capacidade do indivíduo em responder de forma adequada às demandas sociais, nos seguintes aspectos: *capacidade para comunicação, autonomia para os cuidados pessoais, habilidades sociais, favorável desempenho na família e comunidade, saúde e segurança, desempenho escolar, lazer e trabalho* (referência rápida aos critérios diagnósticos do DSM-5, 2014).

Essas características observadas por Kanner levou-o a escrever um artigo intitulado "Alterações autísticas do contato afetivo", em que buscou diferenciar o autismo de outras psicoses graves na infância. Ele utilizou nesse artigo o mesmo termo tão amplamente difundido por Bleuller para designar o transtorno de que todos ouvimos falar e que tantos mistérios ainda carrega (KANNER, 1943).

Com base em observações realizadas a partir de suas visitas aos grupos de familiares dessas crianças em estudo, Kanner levantou um novo questionamento sobre a possível origem desse comportamento considerado pouco sociável e com dificuldades na qualidade da recepção e manifestação de afetos, associando-o a traumas afetivos vivenciados junto às famílias. Categorizou, então, essas mães, a partir de tais observações, de "mães frias" ou "mães geladeiras", relacionando o comportamento materno aos quadros estudados (DUMAS, 2011).

Esse mito de que as mães seriam as culpadas pelas dificuldades afetivas de seus filhos com autismo permaneceu por décadas, levando muitas delas a sentirem-se responsáveis pela condição particular de seus filhos.

Mais tarde Leo Kanner levantou uma nova possibilidade de que essa condição para o autismo poderia ter origem biológica e buscou se retratar em nota sobre o que havia relatado acerca das mães de pessoas com essa condição; porém, a associação equivocada perdurou ainda por muitas décadas, gerando muito desconforto familiar e emocional.

1944

Quase na mesma época em que Kanner realiza seus estudos, outro estudioso – Hans Asperger, psiquiatra e pesquisador austríaco – também diferenciou um grupo de crianças com retardo no desenvolvimento sem outras características associadas a prejuízos intelectuais e nomeou essa condição de "psicopatia autística" (DUMAS, 2011), uma desordem de personalidade caracterizada, segundo ele, pela falta de capacidade empática, baixa aptidão para relações sociais e vínculos de amizades, falas focadas em conversações unilaterais, presença de hiperfoco (intenso foco ou interesse repetitivo – interesse monotemático) em assuntos de interesses particularizados e possível presença de movimentos pouco coordenados. Logo, por não haver prejuízos cognitivos mais evidentes, Asperger via nesse grupo um melhor prognóstico. Como Hans Asperger não fazia viagens com frequência e boa parte de suas publicações era escrita em alemão, seus estudos ficaram um pouco esquecidos e só ganharam destaque alguns anos depois, em meados de 1980 (CUNHA, 2014).

1952

É criada pela Associação Americana de Psiquiatria (APA) a primeira edição do Manual Diagnóstico e Estatístico dos Transtornos Mentais – DSM I. Nesse manual o autismo é descrito como um tipo de sintoma da reação esquizofrênica, fruto dos primeiros estudos. Nesse sentido, não era ainda compreendido como um diagnóstico em separado (APA, 1952).

No final dos anos 1950 e início dos anos 1960

A americana Dra. Anna Jean Ayres – terapeuta ocupacional, psicóloga educacional e neurocientista – desenvolveu uma técnica de tratamento conhecida como "Terapia de Integração Sensorial": organização de informações sensoriais, proveniente de diferentes canais sensoriais, e habilidade de relacionar estímulos de um canal a outro, de forma a emitir uma resposta adaptativa de acordo com as demandas do meio (CAMARGOS, 2017).

A Dra. Ayres desenvolveu o conceito de que a integração sensorial influencia nos comportamentos e nas aprendizagens mais complexas, a partir das experiências sensoriais que lhes são oportunizadas para um dado fim (SERRANO, 2016).

Essa abordagem sensorial foi inicialmente dirigida ao atendimento de crianças que apresentavam distúrbios no processo de aprendizagem, e mais tarde também utilizada nos processos de intervenção voltados ao tratamento de crianças e adolescentes com disfunções neurológicas diversas, e que hoje se beneficiam com a sua aplicação em hospitais, instituições, clínicas e escolas (CAMARGOS, 2017).

Início dos anos 1960

Já se ventilava a possibilidade para o entendimento do autismo como um transtorno de origem biológica, ou seja, um transtorno de funcionamento cerebral presente desde o nascimento e encontrado em todos os países, grupos étnico-raciais e classes socioeconômicas diversas.

1967

Alguns anos depois dos primeiros estudos sobre o autismo, por volta de 1967, Bruno Bettelheim (BRASIL, 2015) reforça a "Teoria das Mães Geladeiras" descrita em 1943 por Leo Kanner. Para uma melhor intervenção, Bettelheim propõe separar essas crianças do convívio de suas mães, levando-as para espaços institucionalizados e distantes desse convívio familiar, por acreditar que dessa forma mudariam suas condições afetivas e comportamentais, em que a separação da presença materna seria a estratégia mais indicada.

Entre os anos 1964 e 1969

Novos estudos levam o psicólogo Eric Schopler a criticar a postura adotada por Bruno Bettelheim, e ele levanta novas possibilidades para a explicação do autismo, acreditando que fosse de origem biológica, e não associado a traumas familiares ou culpa dos pais, como se pensava anteriormente (SCHOPLER, 1969).

Schopler havia iniciado anteriormente, na Universidade de Chapel Hill, na Carolina do Norte, Estados Unidos, um projeto de saúde pública chamado "Programa Comportamentalista" TEACCH – *Treatment and Education of Autistic and Communication Handicapped Children* (Tratamento e Educação de Crianças Autistas e com Desvantagens na Comunicação), do qual era diretor desde 1994 (FONSECA, 2014). Segundo o projeto, em vez de afastar essas crianças do convívio de seus pais, devia-se incluí-los no programa de reabilitação, por acreditar que a continuidade dos estímulos deve se perpetuar nos contextos domiciliar e social, para que assim a terapêutica seja de fato efetiva (BRASIL, 2015).

O TEACCH baseia-se no fato de que crianças autistas são frequentemente aprendizes visuais. Dessa forma, o método traz maior clareza visual ao processo de aprendizado, objetivando a busca da receptividade, da compreensão, da organização e da autonomia do indivíduo para uma vida mais funcional (SCHWARTZMAN, 2011). Essa abordagem procura trabalhar a criança em um ambiente estruturado que deve incluir a organização física dos móveis, áreas de atividades claramente identificadas por sinalizadores visuais, murais visuais de rotina de livre acesso e alcance, e trabalhos baseados em figuras e instruções claras de encaminhamento. A pessoa com autismo é guiada a partir de uma sequência de atividades claras e objetivas, e isso ajuda para que ela fique mais e melhor organizada. Acredita-se que um ambiente estruturado para uma criança com autismo crie uma forte base para o aprendizado.

Ainda nos anos 1960, nos Estados Unidos, iniciam-se os estudos comportamentalistas com Ivar Lovaas – psicólogo clínico norueguês-americano e professor da Universidade da Califórnia, Los Angeles – UCLA. Ele inova com seus estudos voltados à criação de uma abordagem comportamental baseada no princípio de recompensa e punição, o ABA (*Applied Behavior Analysis* – Análise do Comportamento Aplicado). Essa abordagem propõe favorecer a inibição de comportamentos considerados inadequados e pouco funcionais, bem frequentes em alguns casos de crianças e adolescentes com autismo, objetivando aumentar suas possibilidades para a comunicação e o aprendizado, proporcionando novas formas de comportamento mais aceitáveis e menos agressivas à pessoa com autismo e ao meio onde está inserida. Contudo, foi somente nos anos 1980 que esses estudos baseados na Análise do Comportamento Aplicado ganharam de fato maior repercussão e firmaram-se como uma das ferramentas mais utilizadas para a intervenção junto às pessoas com autismo (SCHWARTZMAN, 2011).

Em 1968 novos estudos acontecem, e também o lançamento da segunda edição do Manual Diagnóstico e Estatístico dos Transtornos Mentais – DSM-II. Nessa nova configuração o autismo deixa de ser considerado uma reação da esquizofrenia infantil, passando agora a ser classificado como um tipo específico de esquizofrenia, a "Esquizofrenia Tipo Infantil" (APA, 1968).

Na década de 1970

O movimento da psicanálise domina a França e Fernando Deligny retoma os mesmos pensamentos da década de 1940, prometendo curar o autismo a partir da segregação dessas crianças do convívio com seus pais, reafirmando a teoria das "mães geladeiras" defendida por Leo Kanner e Bruno Bettelheim. Porém, mesmo com essa separação, as situações de todos os quadros diagnósticos permaneceram inalteradas, não comprovando tal teoria como real.

1978

Michael Rutter define alguns critérios que seriam necessários para a caracterização do quadro diagnóstico para o autismo: *falta de reciprocidade social* (que seriam os prejuízos para a interação social), *incapacidade de elaboração para linguagem responsiva* (prejuízos no uso da fala como elemento funcional para a comunicação), *presença de conduta motora bizarra em padrões de brincadeira bastante limitados* (que seriam os comportamentos persistentes, repetitivos e ritualísticos e uma forma de brincar muito particular e não funcional) e *início precoce*, manifesto antes dos trinta meses de vida (FACION, 2002).

1980

A *Neurociência* se destaca a partir de grandes e significativas pesquisas que passam agora a entender diversos transtornos como situações associadas à origem biológica, dando assim uma nova percepção acerca da sintomatologia para o autismo, em que algumas áreas cerebrais são compreendidas como alteradas em termos de funcionamento. Logo, ante essa nova forma de compreensão, o autismo torna-se nesse mesmo ano uma *entidade nosográfica* (com quadro diagnóstico e características próprias, com quadro sintomático e o elencar de possíveis causas ou fatores de risco), enquadrando-se na nomenclatura de Transtorno Global do Desenvolvimento – TGD, configurado pela terceira edição do *Manual Diagnóstico e Estatístico dos Transtornos Mentais – DSM-III* (APA, 1980).

Década de 1980

Em 1981, a Dra. Lorna Wing, médica inglesa, psiquiatra da infância e da adolescência, a partir da identificação de características muito particulares do autismo em sua filha e percebendo uma grande diferença intelectual que se mantinha preservada e que se diferenciava dos demais quadros de autismo, passa a investigar alguns estudos desenvolvidos na década de 1940 e descobre as pesquisas de Hans Asperger, passando então a nomear essa condição manifesta em sua filha e a outros casos semelhantes de Síndrome de Asperger, popularizando desde então essa forma particular de autismo (FACION, 2005).

Alguns critérios são criados por Lorna Wing para a classificação dessa condição diagnóstica, a "Tríade de Wing": dificuldades na fala e na comunicação, dificuldades na interação social e presença de comportamentos com atividades e interesses restritos, repetitivos e estereotipados. Essas características passam a representar os principais elementos norteadores para o diagnóstico dessa condição tão particular (WING; GOULD, 1979).

Reforçando os estudos desenvolvidos pela neurociência, em 1985, Margaret Bauman e Thomas Kemper descobrem, a partir da autópsia no cérebro de um homem de 29 anos que tinha autismo, algumas anormalidades em relação a um cérebro sem essa condição, reforçando mais uma vez, a partir das alterações observadas, a origem biológica para tal condição diagnóstica (KEMPER; BAUMAN, 1998).

Ainda em 1985, é criado o Programa PECS – *Picture Exchange Communication System* (Sistema de comunicação pela troca de figuras) por Andy Bondy e Lori Frost, configurando-se como uma forma alternativa de comunicação não verbal para pessoas com autismo e com outros quadros semelhantes que comprometam a capacidade de comunicação social, qualificando assim sua inclusão social e vida mais funcional, pois se entende que a comunicação favorece o processo de socialização, e isso promove aprendizagens formal e não formal (SCHWARTZMAN, 2011).

Em 1987 acontece a revisão do DSM-III-R, e nessa edição revisada o autismo apresenta-se como "Transtorno Autístico" (desaparecendo definitivamente a expressão Esquizofrenia tipo infantil e qualquer associação desse quadro diagnóstico com psicose infantil, apesar de alguns equívocos ainda permanecerem por muito tempo) (APA, 1987).

Ainda nos anos 1980, Uta Frith e Simon Baron-Cohen defendem ideias focadas em estudos da coerência mental e desenvolvem a "Teoria da Mente", que explica a capacidade de empatia entre as pessoas (SCHWARTZMAN, 2011).

Novos achados das neurociências ganham destaque em 1990, quando cientistas italianos aprofundam seus estudos e passam a compreender melhor o funcionamento dos *neurônios-espelho* (que se descobrem menos ativos nas pessoas com TEA) (WILLIAMS, 2001).

Os neurônios-espelho são considerados grupos específicos de neurônios distribuídos nas áreas frontais e parietofrontais e em outras áreas cerebrais, cuja função primordial é reproduzir a ação mecânica realizada por alguém, ou seja, desde cedo toda criança já pode observar o que se passa a sua volta, sem ainda entender de fato o significado de muitas dessas situações. Aos poucos elas reproduzem os movimentos, gestos e mímicas realizados por terceiros, como dar tchau, soltar beijinhos, fazer mímicas e gestos faciais, isso com a simples intenção de repetir o movimento observado, pois essa é a primeira função dos neurônios-espelho, a "imitação social" (RIZZOLATTI; SINIGAGLIA, 2008).

Conforme se processam o desenvolvimento e a maturação cerebral, esses neurônios passam gradativamente a promover na criança a capacidade de interpretação desses gestos e movimentos realizados pela imitação, levando-a a interpretar a intenção de quem realizou tais ações – isso é chamado de *imitação social*, ou seja, nossa primeira forma de comunicação, que nos dá a capacidade de atribuir estados mentais a outras pessoas; capacidade que chamamos de relação empática.

Se essa ação pelos neurônios-espelho apresenta-se prejudicada, podemos afirmar que essa criança terá dificuldades na capacidade de comunicação não verbal, em virtude de prejuízos nessas nuances de comunicação, que, por sua vez, também prejudicarão a sua aprendizagem e interpretação do mundo, fazendo com que pessoas com TEA tenham dificuldades nas relações empáticas, por não se conseguirem colocar no lugar do outro, interpretando os sentimentos e as intenções desse outro, entendendo muitas vezes que esse outro pensa diferente dele e que, por sua vez, pode não ter os mesmos interesses (esse movimento é mais bem explicado pela *Teoria da Mente*) (BARON-COHEN, 1985).

Década de 1990

Seguindo nossa linha do tempo, em 1994 acontece a quarta edição do Manual Diagnóstico e Estatístico dos Transtornos Mentais – DSM-IV, em que o autismo mantém-se como um dos subtipos dos Transtornos Globais do Desenvolvimento – TGD, ganhando nessa nova edição mais alguns subtipos: Síndrome de Rett, Síndrome de Asperger e Transtorno Desintegrativo da Infância – TDI, ampliando as possibilidades para o espectro do autismo, pois mais uma vez se percebem as múltiplas variações de situações para o mesmo quadro diagnóstico, desde que a tríade de Wing esteja presente para categorizá-lo como tal (APA, 1994).

Em 1998, a revista *Lancet* publicou um artigo do cientista inglês Andrew Wakefield, em que afirmava que algumas vacinas, entre elas a tríplice (sarampo, catapora e rubéola), poderiam causar o autismo. Esses estudos foram totalmente desacreditados por outros cientistas e descartados. Relata-se que o cientista perdeu seu registro de médico. A revista *Lancet* também se retratou e retirou o estudo de seus arquivos pela falta de comprovação dos resultados sugeridos pelo cientista (REVISTA *VEJA*, jan. 2011).

Nos últimos anos, mais de vinte estudos mostraram que, de fato, a associação da vacina com o surgimento do autismo não tem fundamento científico. Recentemente, outro estudo publicado nos Estados Unidos reforça estudos anteriores e demonstra que não existe evidência científica que comprove tal suspeita; logo, podemos considerar essa associação um *mito*.

Século XXI

Em 2007, para chamar a atenção e despertar o interesse da sociedade pela temática do autismo, a Organização das Nações Unidas – ONU instituiu o dia 2 de abril como o "Dia Mundial da Conscientização do Autismo". Esse ato abriu amplas possibilidades para que um maior diálogo acontecesse entre as famílias, os profissionais de diversas áreas e os próprios indivíduos com autismo, e assim fosse possível apresentar essa condição para o mundo, a fim de que não mais se negasse a existência desse contingente de indivíduos, que a cada dia tem crescido de forma assustadora, e, nesse sentido, novas possibilidades de inclusão socioeducacional pudessem ser vislumbradas e tornar-se reais.

Entre 2012 e 2013 acontece a *quinta edição* do *Manual Diagnóstico e Estatístico dos Transtornos Mentais – DSM-5*, e, dessa vez, o quadro diagnóstico para o autismo configura-se em um capítulo especial, como um "Transtorno do Neurodesenvolvimento". Entende-se, dessa forma, que se trata de um quadro diagnóstico de origem neurobiológica que compromete regiões específicas para o funcionamento cerebral, gerando respostas linguísticas, motoras ou comportamentais diferenciadas e socialmente inadequadas, levando esse sujeito a dificuldades diversas para o desenvolvimento satisfatório de suas habilidades de adaptação ao meio. Nesse novo formato descrito pelo DSM-5, o autismo recebe a configuração de TEA – Transtorno do Espectro do Autismo, classificado não mais pelos subtipos, mas pela gravidade de sintomas em escalas: Nível 1, Nível 2 e Nível 3 (APA, 2014).

No dia 27 de dezembro de 2012 foi sancionada no Brasil a Lei n. 12.764/2012, que instituiu a Política Nacional de Proteção dos Direitos da Pessoa com Transtorno do Espectro do Autismo – TEA. Também conhecida como "Lei Berenice Piana", em homenagem a uma mãe militante em prol da causa do autismo, essa norma passa a considerar oficialmente, para efeitos legais, a pessoa com autismo como pessoa com deficiência. Portanto, todas as políticas públicas de educação, saúde e ação social voltadas aos direitos das pessoas com deficiência se estendem também às pessoas com autismo. A lei oferece a esse público e aos seus familiares maior liberdade para buscar os direitos que lhes assistem, aumentando assim o número de indivíduos com autismo nos espaços socioeducacionais, pois até então esse público praticamente não chegava a esses espaços comuns de convivência, muitas vezes por recusas ou por achar que esse direito não lhes cabia.

A lei garante à pessoa com autismo o direito de matrícula em qualquer espaço escolar e a não cobrança por parte das escolas privadas de taxa adicional relativa a gastos com o profissional de apoio escolar, em caso de necessidade (essa necessidade deve ser comprovada a partir de relatórios dos profissionais que acompanham a criança no contraturno da escolarização ou do próprio professor de sala de aula, que devem atestar seus prejuízos ou dificuldades no tocante à alimentação, locomoção, cuidados pessoais e comportamentos que requeiram monitoramento).

A lei é muito clara quando afirma que penalidades poderão advir da negativa de matrícula ou de qualquer outra forma de preconceito a partir da deficiência.

Ainda pela Lei n. 12.764/2012, as esferas públicas federais, estaduais e municipais ficam obrigadas à formação continuada de profissionais de todas as áreas quanto à detecção, ao encaminhamento e à estimulação precoces em situações para o autismo, para assim garantir a esses indivíduos melhor qualidade de vida.

No dia 26 de abril de 2017 é sancionada no Brasil a Lei n. 13.438, que altera a Lei n. 8.069, de 13 de julho de 1990 (Estatuto da Criança e do Adolescente – ECA), tornando obrigatória a adoção pelo Sistema Único de Saúde (SUS) de protocolo que estabeleça padrões para a avaliação de riscos para o desenvolvimento psíquico das crianças. Nessa lei, fica decretada a obrigatoriedade de aplicação, a todas as crianças nos seus primeiros dezoito meses de vida, de protocolo ou outro instrumento criado com a finalidade de facilitar a detecção, em consulta pediátrica de acompanhamento da criança, de sinais que apontem para alterações voltadas ao atraso do seu neurodesenvolvimento ou que indiquem prejuízos psíquicos significativos, para possíveis encaminhamentos e intervenção precoce.

Tal proposta já fora preconizada anteriormente pela Lei n. 12.764/2012, quando propôs que União, estados e municípios busquem oferecer capacitação aos profissionais de diversas áreas para que viabilizem a detecção, o encaminhamento e a estimulação precoces dos indivíduos com TEA, dando-lhes maiores condições de evolução para uma vida adaptativa mais funcional, pois a precocidade nas intervenções faz grande diferença.

Em 2018 provavelmente teremos a nova edição do CID 11 – Classificação Internacional das Doenças, 11ª edição.

Para um melhor entendimento faz-se necessário conhecermos como o DSM-IV (realizado pela APA – Associação Psiquiátrica Americana) e o CID 10 (realizado pela Organização Mundial da Saúde) descrevem ou descreviam o autismo (APA, 2002). Nesses documentos, o autismo configura-se como TID – Transtorno Invasivo do Desenvolvimento (DSM-IV) e, ao ser descrito pelo CID 10, ganha a nomenclatura de TGD – Transtorno Global do Desenvolvimento. Nessa classificação subdivide-se em:

- F84.0 – Autismo Infantil/Clássico.
- F84.1 – Autismo Atípico.
- F84.2 – Síndrome de Rett.

- F84.3 – Transtorno Desintegrativo da Infância.
- F84.4 – Transtorno Hipercinético com Deficiência Intelectual e Estereotipias.
- F84.5 – Síndrome de Asperger.
- F84.8 – Outros TGDs – Transtornos Globais do Desenvolvimento.
- F84.9 – TGDSOE –Transtornos Globais do Desenvolvimento sem outra especificação.

No DSM 5, a tríade de Wing transforma-se em "Díade do autismo", ou seja, para o diagnóstico faz-se necessário que a criança apresente necessariamente dificuldades na *comunicação social* (dificuldades na fala, na comunicação e nas interações sociais) e *presença de comportamentos com atividades e interesses restritos, repetitivos e estereotipados* (ver capítulo 4 – Transtorno do Espectro do Autismo – TEA e o DSM-5).

Nessa 5ª edição do manual – DSM-5, o autismo é classificado como um dos Transtornos do Neurodesenvolvimento, configurando-se como *Transtorno do Espectro do Autismo* – TEA, com três níveis: Nível 1 (*leve*), exigindo apoio; Nível 2 (*moderado*), exigindo apoio substancial; e Nível 3 (*severo*), exigindo apoio muito substancial (referência rápida aos critérios diagnósticos do DSM-5, 2014).

Essa nova configuração para o TEA possibilita maior agilidade no processo de definição diagnóstica e, dessa forma, nos encaminhamentos necessários para as intervenções multidisciplinares. Com a estimulação precoce, maiores são as chances da promoção da plasticidade cerebral e da minimização do quadro sintomático, garantindo melhor qualidade de vida para a pessoa com TEA.

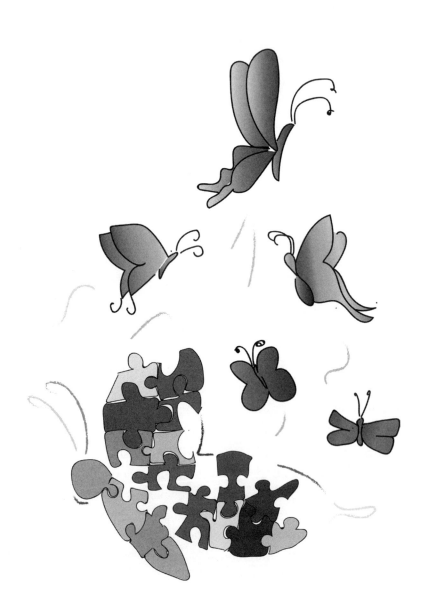

Capítulo 2

Incidência do autismo

É cada vez mais crescente a construção de conhecimentos sobre o autismo, e isso tem acontecido em todas as partes do mundo, pois é um tema intrigante e que ainda nos inquieta, especialmente pela forma como um mesmo diagnóstico se apresenta em suas múltiplas variações. Logo, o que temos presenciado é a disseminação desses conhecimentos em todos os lugares, porque isso também é preconizado pelas políticas públicas que definem como papel da mídia e das instituições públicas em geral a possibilidade de informar e sensibilizar a população sobre as deficiências. E no caso especial do autismo, faz-se emergencial que esse movimento se fortaleça, para assim minimizarmos situações que remetam à discriminação e ao preconceito.

Estima-se atualmente um percentual significativo de casos de autismo no mundo – cerca de 1% da população mundial. Porém, nossas referências se restringem aos dados de pesquisas realizadas nos Estados Unidos, na Europa e na Ásia. Esse percentual pode representar cerca de 80 milhões de pessoas no mundo dentro do espectro do autismo, desde o mais brando ao mais severo, em suas manifestações sintomáticas e presenças de comorbidades.

Acredita-se que, no Brasil, os diagnósticos confirmados e notificados para o Transtorno do Espectro do Autismo – TEA representem uma média de 2 milhões de brasileiros. Contudo, também acreditamos que haja um percentual muito maior ainda sem acesso à informação e a uma consulta médica de qualidade, ou seja, sem receber o diagnóstico correto, ou ainda com diagnóstico incorreto, ou diagnosticado com outra condição comórbida para o autismo, sem fazer referência ao quadro para o TEA. Portanto, continua sem receber nenhum tipo de atendimento especializado que possa minimizar os efeitos desses sintomas em contextos diversos.

As perguntas que mais se repetem na atualidade são:
- Por que tantos diagnósticos de TEA?
- Por que tem aumentado tanto o número de crianças chegando às escolas com o diagnóstico de TEA?
- Existem assim tantas pessoas com autismo?

Se tomarmos como referência dados da Associação Psiquiátrica Americana – APA (de 1980 a 2014),[1] até 1980 estimava-se o nascimento de 1 (uma) criança com autismo a cada 10 mil crianças nascidas. A cada nova pesquisa percebe-se um crescimento assustador de novos casos para o autismo:

---

[1] Fonte: Centro dos EUA de Controle e Prevenção de Doenças – CDC.

1980: 1 em 10.000
1995: 1 em 500
2001: 1 em 250
2004: 1 em 166
2007: 1 em 150
2009: 1 em 110
2012: 1 em 88
2013: 1 em 50
2014: 1 em 45

Esse crescimento impressionante de tantos novos casos de autismo pode estar diretamente ligado a uma onda muito positiva de buscas por mais informações e de muito mais conhecimento acerca dessa temática e de tantas outras, entendendo que na atualidade se fala em autismo não mais dentro de um modelo estereotipado e com características únicas, e que esse assunto é discutido em todas as camadas sociais e em todas as áreas de atuação, compreendendo-se que é um tema de interesse de todos os profissionais, independentemente de sua formação de base, mas especialmente dos que compõem a equipe multiprofissional. E a própria mídia, cumprindo o que preconizam as leis, tem sido muito colaborativa no sentido de levar mais informações que não apenas sensibilizem a sociedade sobre a existência desses sujeitos e de suas necessidades de garantia de direitos e oportunidades de acesso, mas que acima de tudo sejam um meio de facilitação para que percebamos os sinais ainda precocemente, e, assim, o encaminhamento e a intervenção precoces também possam ser facilitados.

O Transtorno do Espectro do Autismo – TEA é diagnosticado quatro vezes mais no sexo masculino do que no sexo feminino. Isso representa 4:1 (4 [quatro] meninos com autismo para cada 1 [uma] menina com autismo), ou seja, 80% em homens e 20% em mulheres.

Acredita-se que pessoas do sexo feminino tenham maior propensão a apresentar deficiência intelectual concomitante, sugerindo que meninas sem comprometimento intelectual concomitante ou atrasos da linguagem possam não ter o Transtorno do Espectro do Autismo – TEA tão facilmente identificado, talvez devido à manifestação mais sutil das dificuldades sociais e de comunicação.

Outra possibilidade elencada para justificar o maior número de homens com autismo, quando comparado ao número de meninas com a mesma condição, talvez esteja ligada a uma maior resistência por parte das mulheres às mutações de genes, apresentando-se menos vulneráveis a esse tipo de alteração e, assim, necessitando de uma quantidade maior de genes afetados para que os sinais do autismo se evidenciem em termos de prejuízos dentro da conhecida díade do autismo.

O fato é que tem acontecido um aumento estatístico que aponta para um maior número de diagnósticos para o TEA e que essa realidade não pode e não deve ser negada, pois se configura hoje como um sério problema de saúde pública, pela quantidade de casos confirmados, pela precocidade com que eles acontecem e são diagnosticados e pelo alto custo para os serviços de intervenção multidisciplinar e para o tratamento médico especializado, além das possíveis intervenções medicamentosas a situações comórbidas que são frequentes em muitos dos casos registrados.

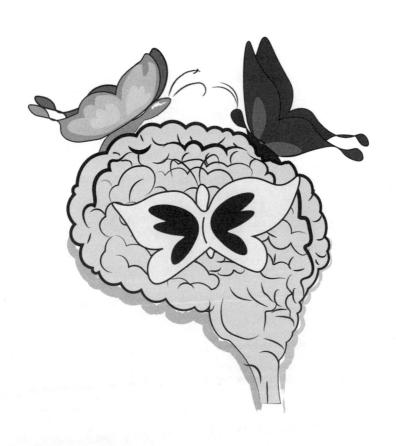

Capítulo 3

Transtorno do Espectro do Autismo – TEA
Neurociências e cérebro social, sinais de alerta, caracterização e estratégias de intervenção

O cérebro humano é considerado o centro que comanda todo o nosso ser. Nesse sentido, ele possui alta capacidade de ampliação para suas redes sinápticas, o que chamamos de plasticidade cerebral (capacidade que o cérebro possui de se remodelar constantemente em função das múltiplas experiências vividas por todo sujeito e das possibilidades de habituações aos estímulos a ele favorecidas, reformulando ao longo da nossa existência suas redes de conexões sinápticas em função das necessidades e dos fatores que demandam do meio ambiente), especialmente quando lhe são oferecidos estímulos que facilitem essa ampliação para novas redes sinápticas e que sejam promotoras de mudanças de perspectivas e favoreçam melhores redes de informações.

Nossas redes de informações neurais modificam-se conforme interagimos com o meio, ou seja, as células nervosas podem modificar-se em função de determinados estímulos. Isso significa que mais estímulos representam novas conexões – novas sinapses.

Desse modo, para que o nosso processo de aprendizagem aconteça de forma satisfatória e de acordo com as demandas do meio, faz-se necessário que haja uma perfeita integridade neurobiológica associada à presença de um contexto social de fato propício e facilitador a esse processo tão complexo de desenvolvimento. Logo, essas aprendizagens acontecem pela perfeita harmonia entre todas as vias sensoriais (sentidos visual, auditivo, gustativo, olfativo, tátil, sinestésico, vestibular e proprioceptivo), a que chamamos de *cognição*. Trata-se da capacidade de aprendizagem a partir do uso das nossas vias sensoperceptivas, ou ainda ato ou processo da aquisição do conhecimento que se dá através da capacidade de sensopercepção, da capacidade de controle da atenção – atenção seletiva, sustentada e dividida, das possibilidades de associação e interpretação das informações, registros de memória e capacidade de evocação para novas demandas, flexibilidade de raciocínio, juízo de realidade, imaginação e criatividade, pensamento, abstração e linguagem, ou seja, a aprendizagem pelo uso das funções psíquicas ou funções cognitivas superiores.

Em se tratando de indivíduos com autismo, fica evidente através de estudos científicos que essa perfeita harmonia entre a integridade neurobiológica e a presença de contextos sociais facilitadores podem nem sempre favorecê-los. Por isso, descrevemos como importante a esse processo de construção das aprendizagens formal e não formal que essa integridade *neurobiológica* e esse *contexto social facilitador* sejam de fato oportunizados ao sujeito com autismo, para que dessa forma se minimizem as dificuldades pertinentes ao seu quadro diagnóstico e ampliem-se as potencialidades, pois não podemos caracterizar a pessoa com deficiência apenas pelas suas dificuldades.

Esse processo de oportunização ou de estimulação pode ser classificado como *mediação*, em que se busca a partir de ajudas e apoios diversos levar o sujeito de onde ele está para onde pode chegar, partindo do seu saber e da capacidade real para atingir suas capacidades ou saberes ideais ou potenciais. Esse movimento de mediação pelas experiências de socialização foi classificado por Vygotsky como *ZDP – Zona de Desenvolvimento Proximal* (VYGOTSKY, 1984), dentro da compreensão de que as aprendizagens acontecem pelas trocas, pelas interações sociais e pelo convívio e compartilhamento de experiências, chamados por ele de sociointeracionismo.

Para a aprendizagem de pessoas com autismo, faz-se primordial o favorecimento de estímulos continuados em ambientes não formais de aprendizagens, ou seja, a oportunização de vivências e experiências compartilhadas nos mais variados espaços sociais.

É necessário que a pessoa com autismo tenha assegurado um *ambiente* familiar e educacional *estruturado* e que essa forma de estruturação seja garantida através de estratégias que favoreçam a *mediação* (suportes de auxílio), adaptação/adequação e flexibilização à sua condição particular, respeitando o seu modo de funcionamento cerebral a partir das suas redes neurais que se repetem de maneira insistente, daí se manifestando seu interesse monotemático (hiperfoco) e a difícil possibilidade de mudança, para que assim possamos inserir nessa mesma rede neural tudo aquilo que for necessário ao aprendizado e à autonomia desse sujeito, sem jamais ignorar como este funciona.

Em se tratando de indivíduos com dificuldades em áreas cerebrais específicas, e que por sua vez podem se refletir em dificuldades de adaptações diversas às demandas do meio, vale oportunizar experiências que estimulem *cenas de atenção compartilhada*, favorecendo a *imitação social*, que é a nossa ferramenta inicial de comunicação e de entendimento do meio circundante.

Pessoas com autismo apresentam dificuldades de fala, comunicação e interação social, classificada hoje como *comunicação social*; logo, são necessárias múltiplas experiências sociais que promovam a habituação através de trocas contínuas e graduais em contextos socioeducacionais de interação para as aprendizagens assistemáticas, tão indispensáveis ao nosso crescimento global.

Em se tratando especificamente de pessoas com autismo, vale compreender que nelas existem alterações significativas em termos de funcionamento cerebral para as respostas linguísticas ou motoras, a partir de falhas no repasse de informações via neural, em que se pode descrever alguns elementos cerebrais, hoje chamados de *cérebro social*, pela grande relevância que esse funcionamento em perfeita harmonia pode promover em termos de adaptabilidade social e adequação espontânea às demandas que o meio exige. Logo, é importante a descrição de quais elementos podem fazer parte desse cérebro social e quais funções desempenham, para assim garantirmos a possibilidade de adequação dentro das exigências que as demandas sociais gradativamente nos cobram.

A neurociência tem-nos favorecido uma nova compreensão acerca do cérebro e da mente humana, quando propõe explicar como algumas estruturas e conexões funcionam, e assim nos habituam ao convívio social como seres aptos a criar laços afetivos, modulando nossas ações e comportamentos conforme espaços e culturas vigentes. Para isso, algumas estruturas em especial apresentam funções particulares muito importantes para que nosso desenvolvimento global harmônico seja possível e, então, possamos apresentar condutas sociais de forma adaptável. São elas:

1. Corpo caloso

Componente cerebral necessário para que aconteça a correta interpretação de todas as informações que nos chegam a partir dos nossos sentidos (visão, audição, tato, olfato, paladar, sentido vestibular, sinestésico e sentido proprioceptivo), além de outras diversas informações mentais.

Dificuldades de linguagem podem advir de prejuízos no funcionamento do corpo caloso, bem como as dificuldades de orientação direita-esquerda (noções de lateralidade), o não reconhecimento de um lado do corpo (chamado de heminegligência), além de problemas para o reconhecimento de objetos visuais, que também podem advir de lesões dessa estrutura (ZILBOVICIUS; MERESSE; BODDAERT, 2006).

O corpo caloso é definido como uma espécie de massa de substância branca constituída por fibras radiais que passam de um lado para outro do cérebro, exercendo como principal função a transferência de informações entre um hemisfério cerebral e o outro, fazendo com que eles atuem harmonicamente e as trocas de informações sejam possíveis (LENT, 2001).

É possível que em pessoas com autismo possa haver falhas nesse repasse de informações por prejuízos de funcionamento do corpo caloso, e dessa forma as respostas advindas desse repasse falho justificam muitas das dificuldades sensoriais vivenciadas pelas pessoas com autismo.

2. Amígdala

Grupo de neurônios que agrupados formam uma espécie de massa esferoide de substância cinzenta, medindo cerca de dois centímetros de diâmetro. Essa região do cérebro faz parte de grupo de elementos que trabalham integrados para assim garantir a ação do sistema límbico ou motivacional, funcionando como um importante centro regulador do comportamento sexual, do comportamento agressivo, das respostas afetivas ou emocionais e da reatividade a estímulos biologicamente relevantes para cada ser humano. Este conjunto nuclear é extremamente importante para todos os conteúdos emocionais das nossas memórias e para a correta interpretação das nuances sociais (DUMAS, 2011).

A amígdala é uma estrutura cerebral altamente implicada na manifestação de reações emocionais e na aprendizagem de conteúdos emocionalmente relevantes para cada sujeito de forma particular. Esta estrutura apresenta um relativo dimorfismo sexual e está relacionada com a manifestação de comportamentos sociais diversos; logo, é uma das regiões cerebrais mais importantes para a ocorrência do comportamento agressivo em seres humanos (LENT, 2001).

Além dessas funções já citadas anteriormente, a amígdala participa de situações integradas junto aos neurônios-espelho para a percepção de sinais em situações que representem ameaças ou perigos. Dessa forma, ela ativa diretamente o sistema límbico ou motivacional e o córtex pré-frontal, para que assim possamos, a partir da leitura não verbal de situações diversas, criar estratégias mentais para nos afastarmos dessas ameaças que percebemos (SCHWARTZMAN, 2011).

Acredita-se que em pessoas com autismo esse funcionamento integrado para as respostas esperadas possa estar prejudicado, o que justifica muitas das dificuldades manifestadas por esses indivíduos de reforçar suas relações afetivas e sociais, além de deixá-los vulneráveis e em desvantagem em situações diversas.

3. Cerebelo

Esse termo deriva do latim e significa "pequeno cérebro", sendo formado por dois hemisférios – os hemisférios cerebelares – e por uma parte central, conhecida como Vermis. O cerebelo é a parte do encéfalo responsável diretamente pela capacidade de manutenção do equilíbrio, pela regulação e pelo controle do tônus muscular, pela realização dos movimentos voluntários, pela aprendizagem motora e pelo perfeito planejamento motor (LENT, 2001). Nesse sentido, dependemos do pleno funcionamento desse elemento cerebral para a realização das diversas atividades psicomotoras, como a coordenação motora ampla (andar, correr, pular, saltar, andar de bicicleta, subir e descer, dentre tantas outras atividades que demandam movimentos amplos elaborados e o perfeito controle destes) e para a elaboração precisa de movimentos, controle e força muscular para a coordenação motora fina (atividades motoras bem elaboradas, como o uso funcional das mãos para execução de diversas pinças finas que nos assegurem um bom desempenho para atividades da vida diária, como segurar uma colher e coordenar esse movimento para o ato da alimentação, as preensões manuais diversas para realização da escrita, realização de laços e nós, manuseio de objetos pequenos), dentre tantas situações que favorecem a nossa autonomia (SCHWARTZMAN, 2011).

O cerebelo se faz importante para a função psíquica conhecida como "psicomotricidade" – capacidade ampla que nos permite o pleno funcionamento relativo à mente humana ("psi"), contribuinte no processo de aquisição para o desenvolvimento cognitivo ("co"), relacionado diretamente à organização de movimentos funcionais e diversos ("motric"), de forma presente e necessária em qualquer período das nossas vidas ("idade") (psi+co+motric+idade).

Além das funções de postura, movimento, equilíbrio, coordenação motora ampla e fina, recentes descobertas apontam o cerebelo como importante também para o desenvolvimento da capacidade de articulação para a fala e como elemento contribuinte no processo de cognição e memória, especialmente em ligação direta com o córtex pré-frontal que realiza a função executiva.

Prejuízos nessa área cerebral acarretam dificuldades na psicomotricidade e em habilidades motoras específicas, bem como no processo global de aprendizagem, atingindo diretamente o bom desempenho do indivíduo para uma vida autônoma (CARVALHEIRA et al., 2004).

4. Neurônios-espelho

Conhecidos como grupo de células relacionadas com os comportamentos empáticos, comportamentos sociais e as ações de caráter imitativo e interpretativo, os neurônios-espelho têm como principal e mais importante missão refletir a atividade motora à qual estamos observando de forma mecânica e sem entendimento direto, para mais tarde interpretarmos a intenção de quem realizou tal ação. Esse grupo de células se ativa no cérebro quando um animal ou um ser humano realiza uma atividade e quando observa outros executarem uma ação qualquer, tendo uma representação mental dela – o que favorece a capacidade empática (de entender o outro, colocando-se no lugar desse outro). Daí a explicação para a palavra "espelho", pela forma como reflete pela imitação a ação motora realizada pelo outro e pela compreensão da intenção dessa ação realizada, de acordo com o processo de maturação (GATTINO, 2015).

Neurônio-espelho é uma célula nervosa que se ativa em duas situações distintas: ao executarmos uma determinada ação mecânica e ao observarmos alguém executando uma ação (LENT, 2001). Em relação à segunda situação, o que acontece é que o neurônio reproduz a mesma atividade neural correspondente à ação percebida no outro, mas ainda sem realizar o comportamento de maneira externa, correspondendo a uma representação mental da ação. Ou seja, aquilo que se mobiliza é uma resposta neuronal refletida no cérebro.

Os neurônios-espelho encontram-se localizados nas áreas do córtex frontal inferior do cérebro e na área parietofrontal, bem perto da área da linguagem, o que permite estabelecer uma relação entre a linguagem e a imitação de gestos e sons. No início, essa imitação é mecânica, mas depois é possível interpretar a intenção de quem a realizou, o que chamamos de *imitação social* – primeira forma de comunicação que vivenciamos e tão necessária para a capacidade de comunicação verbal e não verbal, bem como para o estabelecimento de relações empáticas e socializantes (LENT, 2001).

Os neurônios-espelho são as células responsáveis por nos fazer bocejar quando vemos outra pessoa bocejar, ou que faz com que nos peguemos imitando gestos de pessoas próximas a nós sem saber de fato o porquê dessa imitação. Desempenham papel fundamental na psicologia, especialmente quando se relacionam a questões comportamentais – a capacidade de empatia, o aprendizado por imitação, o comportamento de ajuda para com os demais etc. –, e nesse sentido eles demonstram mais uma vez que somos seres sociais e culturalmente adaptados ao meio e às demandas advindas desse meio (FITÓ, 2012).

Prejuízos nessa área cerebral justificam muitas das dificuldades de comunicação, interação social e comportamentos manifestados nas pessoas com autismo, comprometendo assim sua adaptabilidade ao meio, que por sua vez lhes cobra demandas de difícil ajuste e compreensão a cada nova etapa de desenvolvimento (WILLIAMS, 2001).

5. Córtex pré-frontal

Área cerebral responsável pela realização da função executiva ou das capacidades cognitivas fundamentais para a realização das funções reguladoras dos nossos comportamentos, que são extremamente necessárias para formularmos metas e, assim, planejarmos como alcançá-las. São atividades mentais autodirigidas que nos ajudam a resistir aos mais variados estímulos que provoquem distração, a solucionar problemas internos e externos e a criar estratégias para alcançar um dado objetivo (SEABRA, 2014).

O funcionamento executivo não está diretamente relacionado com a nossa capacidade de inteligência. Significa que você pode ter um QI considerado de gênio e mesmo assim apresentar um sério comprometimento para as habilidades em função executiva aplicadas de forma funcional no nosso dia a dia; ou você pode ter um QI mais baixo que a média geral e ainda assim evidenciar grandes habilidades de memória e armazenamento, sendo capaz de funcionar no dia a dia de forma mais eficaz e adaptativa.

Dificuldades relativas à função executiva não podem nem devem ser consideradas preguiça, baixa capacidade de iniciativa, diminuição da vontade ou simplesmente desinteresse. O aluno não faz suas atividades escolares nem qualquer outra atividade ou tarefas diversas de forma exitosa porque simplesmente não consegue manter-se por tempo prolongado em atividades mentais que exijam esforço produtivo e contínuo. Normalmente, esse mesmo aluno tenta por várias vezes e passa horas buscando encontrar estratégias funcionais para realizar determinadas tarefas, mas não as realiza como se espera.

Déficits de funcionamento executivo são reais; temos que buscar estratégias interventivas e de manejo diário para melhor resolvê-los e, assim, encontrar mecanismos diversos que possam ensinar ou estimular o aluno a ser mais independente e capaz de ajudar a si mesmo, e, dessa forma, tornar-se bem-sucedido em suas empreitadas. O foco do processo interventivo deve ser levar os alunos a desenvolverem-se, utilizando-se de estratégias de acesso e utilização, e não apenas fornecer acomodações.

As funções executivas relacionam-se principalmente com a capacidade de planejamento para ações e atividades diversas, o que chamamos de memória operacional ou memória de trabalho, ou seja, a capacidade de manter algo armazenado na mente por tempo suficiente para ser usado em uma tarefa imediata. Essa utilização de informações armazenadas na memória de trabalho precisa ser trazida de volta (evocada) em momentos em que se faça importante o seu uso (CIASCA, 2015).

As funções executivas são aquelas que nos diferenciam dos demais animais, já que nós, os humanos, temos a habilidade de processar atividades com capacidade de controle atencional em múltiplas possibilidades. Tendo condições de realizar a *atenção seletiva* (seleção atencional para uma dada situação ou objeto em detrimento dos demais estímulos circundantes, sem perder o foco do estímulo principal), *atenção sustentada* (capacidade para mantermos a nossa atenção em algo, mesmo com distrações ao nosso redor e por tempo suficiente para a execução de tarefas diversas de forma produtiva) e *atenção dividida* (capacidade para a alternância da atenção entre objetos ou situações distintas, como o ato de ler um livro e andar por um caminho tortuoso, dirigir e procurar o nome de uma rua, escrever e ouvir a explicação do professor, sendo as duas situações percebidas ao mesmo tempo de forma proveitosa), além das habilidades para fazermos uso funcional da memória operacional ou memória de trabalho, capacidade de inibição dos impulsos inadequados – controle inibitório, boa fluência verbal e especialmente a capacidade de uso do pensamento abstrato (SEABRA, 2014).

Outras funções são objetivos da função executiva, como: capacidade para flexibilidade e organização mental para a resolução de problemas, que envolve atenção, raciocínio, abstração (capacidade de imaginar uma situação ou algo não concreto a partir de pistas); inibição de respostas não desejadas a determinado evento ou de comportamentos inapropriados a certas situações; flexibilidade mental para novas situações ou acontecimentos inesperados (a capacidade que temos para resolver um problema de vários modos diferentes, o que demonstra também nossa capacidade de atenção, raciocínio lógico e abstração) (RODRIGUES, 2017).

Como uma alteração no funcionamento do córtex pré-frontal (função executiva) pode nos afetar? E o que isso pode provocar?

- *Extrema desorganização e comprometimento na habilidade de planejamento* – A pessoa não consegue terminar com êxito uma atividade iniciada, pois pode apresentar dificuldades diversas na sequencialização de etapas para atingir um dado objetivo.

- *Prejuízo na tomada de decisão* – A pessoa não tem bom desempenho ou capacidade de prever as consequências das decisões que toma, agindo muitas vezes pelo impulso, sem prévia reflexão ante essa tomada de decisão ou de suas consequências, o que a coloca em situações inadequadas ou com resultados negativos.

- *Desinibição comportamental* – A pessoa fala o que vier à cabeça sem prévia reflexão, ou sem a percepção ou leitura social de que essa fala pode trazer consequências negativas para si ou para os outros. Isso representa prejuízo na comunicação não verbal e na capacidade empática (capacidade de colocar-se no lugar do outro).

- *Flutuação atencional* – O foco de atenção da pessoa se torna lábil ou instável, e ela perde a meta/objetivo do que estava fazendo, como quando está realizando uma atividade qualquer e interrompe para atender a outro estímulo que lhe chega, e quando retorna não mais consegue retomar a atividade anterior com capacidade e motivação para concluí-la de forma produtiva ou exitosa.

- *Dificuldade na flexibilização do pensamento e o consequente comprometimento na habilidade para solucionar problemas* – A pessoa expressa rigidez ou dificuldade de pensar em soluções e estratégias alternativas para solucionar um problema, seja ele de qualquer natureza, dificultando dessa forma a flexibilização para novas possibilidades, especialmente diante de eventos inesperados. Essa dificuldade de flexibilização mental, quando somada a outras dificuldades, pode gerar comportamentos sociais inadequados e pouco compreensivos sob a ótica dos outros (CIASCA, 2015)

- *Exposição a comportamentos de risco* – A pessoa toma decisões de forma impulsiva pela ânsia de livrar-se da tarefa e ações sem prévia reflexão, tem dificuldades atencionais e de percepção de sinais que representem perigo ou ameaça a sua integridade, podendo ficar mais exposta a comportamentos de risco. Essas dificuldades estão diretamente ligadas a prejuízos em outras áreas cerebrais com falhas de funcionamento, como os neurônios-espelho, por exemplo.

- *Falta de iniciativa* – A pessoa tem dificuldade de iniciar um comportamento sozinha e de forma autônoma, apresentando maior ou menor dependência de alguém para iniciar uma tarefa ou tomar uma decisão qualquer; muitas vezes só toma a iniciativa se for solicitada ou cobrada, quase nunca por interesse ou motivação própria.

Normalmente tende a procrastinar (adiar, deixar para fazer depois...), especialmente quando essa atividade demanda um esforço mental produtivo para respostas imediatas, e isso irá acarretar acúmulo de tarefas ou de atividades que nem sempre serão concluídas.

- *Desregulação emocional* – A pessoa tende a comportamentos com instabilidade emocional, humor lábil, instável e oscilante, facilidade para irritabilidade, baixa capacidade de tolerância e quadros de agressividade, além de baixa capacidade para lidar com situações que promovam frustrações ou diante de negativas às suas vontades, o que favorece o descontrole ou desorganização comportamental (CIASCA, 2015).

Como podemos ver, prejuízos de funcionamento ou disfunções na região pré-frontal, somados a prejuízos em outras áreas cerebrais, podem resultar em perturbações das funções executivas e, consequentemente, afetar direta ou indiretamente todos os nossos processos cognitivos, dificultando as aprendizagens e a capacidade de adaptabilidade social. Portanto, uma correta avaliação do quadro clínico poderá auxiliar no entendimento dos problemas cognitivos e especialmente na formulação de um adequado plano de tratamento ou de intervenção, porém sempre levando em consideração as habilidades e as dificuldades do paciente ou do aluno.

Pessoas com Transtorno do Espectro do Autismo – TEA (níveis leve, moderado e severo), Transtorno do Déficit de Atenção e Hiperatividade – TDAH (tipo desatento, misto e combinado), Transtorno do Desenvolvimento Intelectual (deficiência intelectual), Transtornos Específicos da Aprendizagem (dislexia, disgrafia, disortografia e discalculia), Transtornos Alimentares, Síndromes Genéticas e outros Transtornos do Neurodesenvolvimento, podem apresentar prejuízos de funcionamento para a função executiva, seja em níveis mais discretos, seja em níveis mais severos, o que leva ao comprometimento do seu desenvolvimento global, dificultando seu pleno desenvolvimento para as habilidades ou condutas adaptativas (FITÓ, 2012).

De posse das informações sobre o funcionamento dessas áreas específicas para o cérebro social, faz-se necessária a descrição dos principais sintomas observados em pessoas com autismo desde tenra idade, facilitando assim uma definição mais clara do seu quadro diagnóstico e melhor orientação para possíveis encaminhamentos e estratégias de intervenções multidisciplinares. O objetivo é minimizar as dificuldades decorrentes desses prejuízos neurológicos e, nesse sentido, ampliar as potencialidades que cada sujeito em especial pode apresentar para desenvolver uma vida mais funcional.

Os primeiros sinais para o autismo já podem ser percebidos em bebês de colo, porém não é uma regra que se aplica a todos os casos. Por isso, aconselha-se que o diagnóstico seja cauteloso e que, principalmente, se respeite o tempo de maturação e desenvolvimento de cada criança. Contudo, alguns sinais devem ser observados precocemente e informados sem mascaramento ao pediatra ou ao neuropediatra, para que dessa forma o processo de estimulação precoce possa acontecer, independentemente do fechamento ou não desse diagnóstico.

São estes os sinais mais comuns:

- Prejuízos na sucção – ausência de sucção ou sucção inadequada.
- Desmodulação sensorial – hipo ou hipersensibilidade sensorial (tátil, visual, auditiva, olfativa, gustativa, sinestésica, vestibular e proprioceptiva).
- Dificuldades para fixação do olhar no rosto materno ou baixo interesse na busca pela face humana.
- Comportamentos repetitivos ou ritualísticos com as mãos, descartando-se os movimentos manipulatórios oriundos do período natural, em que o bebê brinca explorando suas próprias mãos.
- Não desenvolvimento dos sons apropriados para a idade, ou atrasos significativos no processo de aquisição para a linguagem.
- Ausência de atenção compartilhada ou baixa receptividade às investidas da mãe e de outros parentes.
- Dificuldades de interações com pessoas e preferência insistente por objetos, ou maior apego a objetos específicos, preferindo-os em detrimento das relações humanas.
- Transtornos do sono (quadros de possível indicador para insônia calma ou insônia agitada).
- Dificuldades na alimentação, seletividade ou restrição alimentar, dentre outros sinais.

Muitos desses sinais podem passar despercebidos pela família ou muitas vezes ser mascarados como parte do processo de negação à situação apresentada. Porém, quando a criança chega ao espaço escolar, outras demandas lhe são cobradas e inevitavelmente os quadros comparativos começam a acontecer, ficando evidentes algumas diferenças que serão observadas por parte do professor em termos de desenvolvimento e habilidades adaptativas. Essa fase de aprendizado da comunicação social e das primeiras letras pode ser uma das melhores para se perceber o desenvolvimento ou não das nossas crianças. Mas para isso é importante a formação de profissionais que facilitem esse processo de percepção e de identificação de sinais precoces para o TEA ou para qualquer outra alteração no desenvolvimento global da criança.

Mas como saber se essa criança pode estar no possível quadro para o espectro do autismo?

Para isso algumas perguntas podem ser necessárias:

1. Como se tem apresentado o desenvolvimento da linguagem nessa criança? Há sinais de possíveis atrasos, quando comparada com outra criança em idade semelhante?

Durante o desenvolvimento da linguagem, espera-se que a criança naturalmente atinja marcos evolutivos fundamentais para que esse processo desenvolva-se de forma natural e funcional, e assim adquira ferramentas necessárias para uma boa comunicação social, elemento essencial para nosso processo de socialização.

Nesse quadro de observações, é possível perceber que a criança com TEA pode manifestar frequente repetição de falas de outras pessoas sem nenhuma relação com a situação de comunicação de que ela necessita. Pode ainda apresentar dificuldades ou desinteresse relativo às narrativas de episódios referentes ao cotidiano, especialmente de situações passadas, pois há prejuízo funcional para o uso da memória operacional ou memória de trabalho. Logo, é comum a repetição de fragmentos de relatos e narrativas, inclusive repetição de falas ou de diálogos percebidos por ela, independentemente da participação ou não de outra pessoa. A essa repetição chamamos de *ecolalia* (tardia e imediata).

A distinção de gênero, número e tempo não acontece, e em situações como cantos e versos só são recitados em repetição aleatória, sem caráter comunicacional. A criança pode não "conversar" de forma direta e fluente com o adulto, que é a situação mais comum para o TEA.

Conforme o crescimento da criança, outras demandas para comunicação começam a ser exigidas e normalmente é nesse momento que muitas das diferenças para a comunicação social funcional ficam mais evidentes.

Nesse contexto, em uma pessoa com autismo algumas situações merecem atenção especial por parte da família ou de quem a acompanha, para que assim o processo de orientação familiar e os encaminhamentos necessários ao processo de intervenção possam acontecer em tempo hábil e possibilitem um melhor prognóstico.

Dentre esses sinais destacam-se atrasos significativos na linguagem, quando comparados com crianças em idade semelhante, pois não se pode afirmar que na faixa etária de até 4/5 anos essa criança tenha algo que aponte para uma alteração ou transtorno; porém, mesmo sem uma definição precisa para determinado quadro diagnóstico, faz-se importante os encaminhamentos para profissionais especializados que possam iniciar o processo de avaliação, estimulação e orientação familiar.

Os sinais comumente observados como possíveis atrasos no desenvolvimento da linguagem são:

- comunicação verbal e comunicação não verbal pobres;
- dificuldades na compreensão de sutilezas para a comunicação social;
- dificuldades no entendimento e na expressão de emoções em contextos diversos;
- características peculiares no ritmo, na entonação e na prosódia durante a fala, apresentando fala monotônica (parecendo muitas vezes não colocar emoções no seu discurso); e
- presença de linguagem pedante e rebuscada para a idade.

2. Como a criança estabelece a comunicação com seus pares para que a interação social aconteça? Há prejuízos na sua comunicação social?

Nesse sinal, em especial, percebe-se na pessoa com autismo dificuldades maiores ou menores na busca pela interação com seus pares (crianças da mesma idade), especialmente pelo fato de que, para fazer o processo de interação acontecer, é necessário que as iniciativas de busca e trocas de informações (comunicação) entre ambas as partes sejam igualitárias, e nesse quesito em especial a pessoa com autismo pode apresentar dificuldades. Logo, a tendência mais fácil será a de afastar-se, levando-a ao isolamento ou ao afastamento do contexto socializante; porém, isso não significa que ela prefira isolar-se, como habitualmente se afirma, mas que ela simplesmente não sabe como criar situações que facilitem a busca pela interação com o outro.

Os gestos, falas ou alguns comentários em resposta às investidas de interação por parte do adulto tendem a aparecer de forma isolada ou após muita insistência, e é nesse sentido que se evidencia com maior facilidade a busca pelo indivíduo de maior idade, pois este pode facilitar esses processos, especialmente porque, por parte da criança com TEA, essas iniciativas são raras e a ausência de iniciativas para que a comunicação e interação aconteçam configura-se como um dos principais sinais de alerta para TEA.

3. A criança apresenta interesse ou atividade restrita, repetitiva ou interesse monotemático?

Desde o dia em que nascemos e de acordo com estímulos aos quais estamos submetidos diariamente, vamos gradativamente amadurecendo estruturas cerebrais que favorecem as nossas flexibilidades mentais para interesses e situações diversos em múltiplos contextos e possibilidades (isso é chamado de flexibilidade cognitiva – função executiva). Esse é o processo natural de maturação cerebral para o atendimento de novas demandas que surgem dia a dia. Nesse sentido, realizamos a cada momento do dia uma atividade mental por vez, e a cada nova atividade a realizar, naturalmente, nos desligamos da atividade anterior, para que assim possamos produzir ou executar com sucesso a nova atividade proposta. Isso acontece milhares de vezes ao longo do dia e por toda a nossa vida.

Acredita-se que na pessoa com TEA essa capacidade de desligamento de uma atividade mental em execução ou anteriormente executada para dar início a uma nova atividade pode não acontecer como nas demais pessoas; é como se essa "trava" de ligar-se/desligar-se não funcionasse como se espera. Dessa forma, para não se desorganizar a cada nova situação, a pessoa com autismo repete mentalmente a mesma rede neural de forma estereotipada, com a insistência em um dado tema – chamado de interesse monotemático ou hiperfoco. Logo, se esse interesse é uma rede neural que se repete de forma insistente, a pessoa com autismo tende a investir seu foco de interesse e curiosidade para o aprofundamento nessa dada situação temática, se tornando, em muitos casos, uma exímia conhecedora daquilo que estuda ou investiga com profundidade; porém, isso não pode nem deve ser confundido com capacidade acima da média ou como indicador de altas habilidades/superdotação.

Essa capacidade para altas habilidades/superdotação precisa estar alicerçada em três anéis ou pilares importantes: 1) habilidade acima da média; 2) envolvimento com a atividade/tarefa; e 3) uso dessa habilidade de forma criativa e funcional no seu dia a dia (RENZULLI, 1986).

Se esses três pilares não acontecem em conjunto, gerando ações produtivas e funcionais, não podemos chamar esse interesse monotemático presente em muitas pessoas com autismo de altas habilidades/superdotação, ou de autismo de alto funcionamento, pois apenas um percentual mínimo de pessoas com TEA leve pode apresentar altas habilidades/superdotação.

4. A criança costuma emitir sons ou palavras descontextualizadas?

É comum em crianças, adolescentes e adultos com autismo padrões de fala estereotipados, que chamamos de estereotipias verbais. Esses padrões de falas particularizados podem se apresentar sob diversas formas, variando, por exemplo, da emissão de palavras ou sons descontextualizados a formas muito características, como sinalizadoras do quadro de prejuízos comunicacionais para o TEA. As situações mais comuns são:

- *Ecolalia* – Repetição mecânica de palavras, frases ou textos completos da mesma forma como foi ouvido, usando muitas vezes o mesmo timbre e a mesma entonação do interlocutor. Essa ecolalia pode ser chamada de ecolalia imediata (quando acontece a repetição imediata do que se acabou de ouvir) e ecolalia tardia (que é repetição de palavras ou falas ouvidas há algum tempo e manifestas em momentos posteriores) (DALGALARRONDO, 2008).

Em algumas situações, a pessoa com autismo pode fazer uso da chamada ecolalia funcional – que é repetição de palavras ou frases ouvidas anteriormente, dentro de contextos em que essas palavras ou frases podem ser bem-colocadas, funcionando dessa forma como possível elemento de comunicação.

- *Neologismo bizarro ou idiossincrasias* – São formações de novas palavras a partir da junção de palavras já existentes, que nem sempre são compreensivas por parte do interlocutor, ou que não apresentam sentido aparente; logo, não funcionam como elemento de comunicação (DALGALARRONDO, 2008).

- *Inversão pronominal* – Utilização do pronome "ele" no lugar de "eu" ou do próprio nome para referir-se a si mesmo, como se fosse uma terceira pessoa.

A inversão pronominal diz respeito à utilização da terceira pessoa no lugar da primeira. Alguns estudiosos fazem uma associação da inversão pronominal diretamente ao processo de ecolalia, como, por exemplo, a partir de situações ouvidas e memorizadas pela criança relativas a discursos falados e observados no contexto familiar ou socioeducacional e sempre referentes a ela, o que mais tarde faz com que, ao falar de si mesma, busque por essas falas guardadas em sua memória operacional (função executiva), sem inverter a forma como foi apresentada. Se ouviu a mãe falar "vou fazer a comida para ela", por exemplo, em momento posterior, quando essa criança necessitar de alimento, pode usar essa mesma fala de forma ecolálica e funcional, mas sem inverter os pronomes como deveria: "Ela quer comida", quando na realidade deveria falar "Eu quero comer" ou "Eu quero comida".

Outros estudos estabelecem ainda origens específicas para essa alteração, que podem coocorrer com a ecolalia.

- *Afasia nominal* – Caracterizada como uma dificuldade em nomear objetos conhecidos; porém, para o contexto da caracterização da fala nas pessoas com autismo, essa expressão pode também estar associada à dificuldade que esse indivíduo apresenta de referir-se a si mesmo utilizando seu nome, ou ainda dificuldade em se perceber a partir do próprio nome, o que muitas vezes faz com que não responda quando o chamam.

- *Solilóquios ou verbalismo solitário* – É um discurso ininterrompido (isto é, que não incita nem permite que um interlocutor participe ou responda parte da conversa em desenvolvimento), que transmite apenas pensamentos ou emoções, e não uma ideia sobre algo. É um discurso que a pessoa mantém consigo mesma.

5. A criança não responde quando chamada, parecendo apresentar deficiência auditiva?

Por muito tempo as pessoas com autismo foram confundidas com pessoas com deficiência auditiva, pois, ao serem chamadas pelo nome, nem sempre reagiam a esse comando ou, quando reagiam, o faziam de forma inconsistente.

Em algumas situações pode-se afirmar que pessoas com autismo nem sempre se reconhecem pelo nome (afasia nominal), ou podem não reagir aos comandos verbais por não perceberem nesses comandos algo que de fato as interesse. Logo, durante as observações clínicas para o diagnóstico de Transtorno do Espectro do Autismo – TEA, é comum que o neuropediatra solicite da família alguns exames para o descarte de outras alterações perceptíveis; os mais comuns são o *eletroencefalograma* e o *BERA – Exame do Potencial Evocado Auditivo do Tronco Encefálico* (esse teste, o BERA, não depende da resposta do paciente e tem como objetivo avaliar a integridade funcional das vias auditivas nervosas [nervo auditivo] desde a orelha interna até o córtex cerebral. O BERA é indolor e não invasivo; porém, algumas crianças com TEA podem não aceitar fazê-lo com facilidade) (SCHWARTZMAN, 2011).

Esses exames, solicitados pelo neuropediatra durante a investigação diagnóstica, fazem parte do chamado diagnóstico diferencial para o autismo, ou seja, é preciso confirmar ou não outras condições diagnósticas que são perceptíveis em exames, para que assim se possam descartar diversas situações antes de se pensar nos sinais que apontem para o diagnóstico do TEA.

6. A criança demonstra dificuldades com frases ou palavras de duplo sentido, piadas, ironias, metáforas, levando tudo ao pé da letra?

A nossa capacidade de compreensão dos múltiplos sentidos para uma mesma palavra, das mensagens nas entrelinhas, piadas, ironias, sarcasmos, provérbios etc., está diretamente associada ao perfeito funcionamento dos nossos neurônios-espelhos, amígdala e córtex pré-frontal, pois esses elementos são responsáveis pela imitação social e capacidade de interpretação da intenção dos outros, ou capacidade empática; regulação da afetividade e ativação da motivação e da iniciativa; organização mental para novas situações; e flexibilidade mental. Portanto, estamos nos referindo à nossa capacidade de *metacognição*, que é a capacidade de prevermos o nosso próprio comportamento e o dos outros, graças à percepção de sensações, de emoções e de crenças (GATTINO, 2015). Assim, falhas nessas áreas descritas dificultam a compreensão, em pessoas com autismo, de frases ou palavras de duplo sentido, o que faz com que sejam concretas e literais no entendimento geral, o que se reflete em dificuldades nos múltiplos contextos sociais e nos processos de aprendizagens formais e não formais.

7. O aluno normalmente se isola dos colegas em atividades que favoreçam a socialização?

As nossas primeiras interações sociais acontecem ainda no contexto domiciliar, e o grupo familiar funciona como mediador para que esse processo possa fluir com naturalidade, pois esse é o movimento natural para a adequação e a socialização de qualquer criança; porém, em se tratando de crianças com características de TEA, alguns indicadores devem ganhar atenção especial, para assim nos sinalizar que algo não está funcionando como deveria e que para isso uma avalição multidisciplinar especializada torna-se emergencial.

A dificuldade de fala, de comunicação e de interação social = *comunicação social* é um dos principais pontos observados como sinalizadores para o espectro do autismo; porém, essa dificuldade apresentada de forma isolada pode também representar outra condição diagnóstica, o *transtorno de comunicação*, que também demanda intervenção especializada. Mas, se esse prejuízo se soma a outras dificuldades, poderá ser muito prejudicial para a aprendizagem, a socialização e a adaptabilidade desse indivíduo ao meio social; nesse sentido, sua tendência natural será a de afastar-se dos grupos de convivência, quando o que emerge desses grupos não vai de encontro aos seus interesses particulares (interesse monotemático).

Portanto, a reação de proteção que essas crianças apresentarão será a de afastamento, evitação ou isolamento social em todas as suas possibilidades, pois não terá interesses comuns que a façam permanecer junto dos grupos, ou buscar aproximar-se para estabelecer vínculos relacionais, mesmo porque, para isso, algumas barreiras neurobiológicas estão presentes e em nada a auxiliam. Cabe, então, a nós mediadores a tarefa de facilitar esse movimento, a fim de que o isolamento dos colegas ou dos grupos não as prejudique tanto, e para que a oportunização pela habituação possa facilitar o melhor funcionamento das chamadas "janelas de oportunidades", tão defendidas pela neurociência e tão importantes para que a plasticidade cerebral aconteça, e assim possíveis mudanças ou promoções sinápticas se realizem de fato.

8. O aluno costuma apresentar movimentos repetitivos, com padrões estereotipados?

Comportamentos incomuns não são bons indicadores evolutivos para o Transtorno do Espectro do Autismo – TEA. Em alguns casos, são observados comportamentos atípicos, que fogem dos padrões convencionais e aceitáveis como naturais. Esses quadros de comportamentos, quando considerados característicos de TEA, geralmente se apresentam como repetitivos e estereotipados, variando na sua gravidade, e, quando considerados severos, já podem indicar que há necessidade de encaminhamento para avaliação diagnóstica de TEA, como descrito a seguir:

- *Movimentos motores estereotipados – Flapping* de mãos (balanceio repetitivo das mãos na altura dos ombros ou ainda balanceio das mãos com os braços abertos e lateralizados, como se fosse voar, semelhante ao movimento das asas dos pássaros); *balanceio do tronco* para a frente e para trás (de pé, andando ou sentado); *maneirismos*, com movimentos repetitivos das mãos e dedos em frente ao rosto e, muitas vezes, associando-os ao balanceio de tronco; *"espremer-se", correr de um lado para o outro ou andar de forma incansável* (sinais de agitação psicomotora e possível quadro comórbido de TDAH), realizando muitas vezes *movimentos circulatórios*; *andar na ponta dos pés*, dentre tantos outros movimentos.

- *Ações atípicas e repetitivas* – É comum observar em crianças dentro do espectro do autismo algumas formas particularizadas de brincar que se distanciam da brincadeira simbólica ou funcional, e esse padrão se assemelha a uma forma de sistematização das coisas, como se buscasse a auto-organização; logo, pode-se perceber ações como alinhar/empilhar brinquedos de forma rígida e repetitiva; observar objetos aproximando-se muito deles (possível sinal para a hipossensibilidade visual); atenção exagerada a certos detalhes de um brinquedo; obsessão e fixação duradoura por determinados objetos em movimento (ventiladores, máquinas de lavar roupas, as rodas do brinquedo em movimento etc.).

- *Dissimetrias na motricidade global* – A psicomotricidade pode apresentar-se comprometida, e um assincronismo corporal evidencia-se por uma maior movimentação dos membros de um lado do corpo; dificuldades de rolamento na idade esperada (indicativo de um atraso neuropsicomotor); movimentos corporais em bloco e não suaves e distribuídos pelo eixo corporal (sem a necessária dissociação das cinturas pélvica e escapular, que são necessárias a um bom equilíbrio para a marcha e atividades diversas do nosso dia a dia); dificuldade, assimetria ou exagero em retornar os membros superiores à linha média; dificuldade de virar o pescoço e a cabeça na direção de quem chama a criança.

9. O aluno, ao utilizar os recursos lúdicos, faz uso diferenciado ou inusitado desses recursos? Como é sua forma de brincar? O aluno apresenta dificuldades de abstração ou dificuldades na capacidade de criatividade e imaginação para jogos simbólicos?

Todas as crianças, durante as brincadeiras, utilizam-se da imaginação e da criatividade, que são funções psíquicas ligadas à inteligência e à cognição. Dessa forma, reproduzem aquilo que é percebido nas mais variadas atividades sociais que lhes chamam a atenção ou que lhes parecem interessantes. Esse processo acontece naturalmente pelo perfeito funcionamento dos "neurônios-espelho", que promovem a imitação social, favorecendo-lhes o processo global para as aprendizagens sistemática e assistemática. Logo, pode fazer uso imaginativo e criativo a partir de alguns objetos "fingindo" que sejam outros (como um bloco de madeira que pode funcionar como um carrinho, uma caneta pode ser um avião, a tampa de uma panela funciona como a direção de um carro, o controle remoto pode ser o telefone etc.).

A criança brinca imitando os papéis sociais representados pelos adultos (brinca de "casinha", de "médico", de "mecânico", de "professor" etc.), brinca construindo cenas ou histórias do dia a dia, e assim o processo de comunicação e aprendizagem pela imitação social naturalmente se processa. Portanto, ela passa da imitação mecânica e sem sentido aparente para o processo de interpretação de situações diversas que facilitam a comunicação e a compreensão do que acontece no seu entorno, inclusive, promove a facilitação para a comunicação não verbal, que é necessária à nossa capacidade empática com o outro, bem como para a compreensão e o entendimento de mundo.

É nesse contexto que a brincadeira solitária acontece, quando ela própria e/ou seus bonecos são os "personagens" das suas histórias criativas.

A criança com autismo raramente apresenta esse tipo de brincadeira ou, quando o faz, é de forma bastante repetitiva, estereotipada e pouco criativa, o que lhe prejudica em amplas situações importantes à sua adaptação aos contextos sociais e educacionais aos quais estamos submetidos.

É natural, durante as descobertas na infância, que a criança brinque explorando seus brinquedos de forma curiosa; nesse sentido, ela gosta de brincar perto de outras crianças (ainda que não necessariamente com elas ou mesmo que ainda não consiga partilhar esse brinquedo, quer estar por perto), e assim demonstra interesse (aproxima-se, toca e se deixa tocar, entrega o brinquedo, toma-o de volta etc.). São momentos de construção para elementos mediadores das interações e adequações sociais.

A ausência dessas ações já pode ser elencada como sinal indicador para o TEA, quando a criança realiza um movimento contrário, se afastando das pessoas, ignorando-as ou limitando-se a apenas observar brevemente outras crianças à distância.

Por volta dos 36 meses (3 anos de idade), é natural que a criança goste de propor/engajar-se em brincadeiras com outras crianças da mesma faixa etária. Isso vai acontecendo de acordo com os estímulos que lhe são oportunizados. Nessa idade a criança já apresenta elementos de interesses sociais bem evidentes.

A criança com TEA, quando de alguma forma aceita participar das brincadeiras com outras crianças, em geral é porque alguém promoveu esse processo ou a outra criança buscou por essa interação, muitas vezes de forma insistente. Ainda assim essa criança com TEA tem dificuldades em entender as demais e, por não entender essas nuances sociais, tende ao afastamento e ao isolamento social.

Por todas as particularidades manifestadas por esse quadro diagnóstico, cabe aos profissionais e familiares a tarefa de estimulação sistemática e o constante encorajamento dessa criança com TEA, levando-a a vivenciar todas as possibilidades de trocas que o meio pode lhe promover, pois só assim poderemos facilitar situações que lhes garantam maiores possibilidades de sucesso.

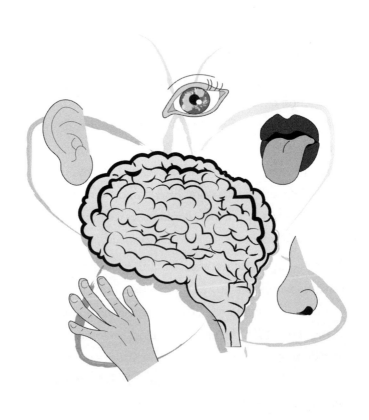

Capítulo 4

Transtorno do Espectro do Autismo – TEA, desmodulação sensorial e comportamentos estereotipados

O aluno/paciente com autismo apresenta reações de desconforto ou agitação na presença de estímulos sensoriais? Por que acontecem essas alterações comportamentais? O aluno/paciente responde de forma inesperada a situações sensoriais, inclusive para percepção de dor ou reações de insensibilidade a essa dor?

Estas são perguntas frequentes e consideradas por muitos como fortes indicadores de que essa criança esteja dentro da condição para o espectro do autismo; porém, é importante observar com que intensidade isso acontece e quais prejuízos advêm desses comportamentos.

As desmodulações sensoriais são alterações oriundas de falhas no processo de recepção, interpretação e respostas aos mais variados estímulos sensoriais que nos chegam frequentemente, provocando na pessoa com autismo – que se apresenta com prejuízo de funcionamento cerebral em áreas específicas – dificuldades em níveis diversos, especialmente em sua capacidade de autorregulação e no manejo funcional ante esses estímulos, o que a leva a uma sensação de inadequação ao meio, percebido muitas vezes como aversivo e hostil (SERRANO, 2016).

Alguns sinais devem ser observados na pessoa com autismo, podendo justificar as situações de desconforto, agitação ou de respostas inadequadas a esses estímulos, para assim evitarmos comentários do tipo: "ele se desorganiza sem motivo aparente", "essa criança é cheia de birras e por isso faz ou cria situações para chamar a atenção", ou "isso é falta de educação ou é excesso de permissividade por parte da família"...

Vejamos algumas dessas situações ou sinais que justifiquem a causa do desconforto sensorial e que nos podem auxiliar na elaboração de estratégias de intervenções mais eficientes, sejam clínicas ou institucionais, bem como para melhor orientar pais, professores em sala de aula regular e cuidadores. A pessoa com autismo e com outros transtornos que comprometam a capacidade de organização sensorial:

- pode não gostar de algumas atividades específicas, como pentear, lavar ou cortar os cabelos, ou as unhas; logo, o processo de realização desse tipo de atividade pode ser extremamente desconfortável e de difícil execução, levando esse sujeito a crises de irritabilidade ou desconforto geral;

- pode apresentar-se sensível a determinados tipos de cores ou texturas de alimentos, e isso a deixa vulnerável a possíveis engasgos, quando da experimentação de algo novo. Assim, por conta de situações como essas, pode demonstrar seletividade ou até mesmo restrição alimentar;
- pode ser resistente ao contato físico (sinal de hipersensibilidade tátil), levando-a ao afastamento das pessoas, e isso pode reforçar o isolamento social;
- pode apresentar algumas reações táteis inusitadas ante diferentes temperaturas, quedas ou machucados, evidenciando pouca ou nenhuma reação à dor, até mesmo diante de sensações como quente/frio, podendo reagir negativamente; ou, ao contrário, pode também manifestar sensibilidade extrema, levando-a a crises de agressividade, desorganização ou automutilação;
- pode colocar as mãos nos ouvidos como reação de proteção diante de sons altos, como barulho de liquidificador, secador de cabelos, carros, pessoas gritando ou falando muito alto, ou até mesmo reagir com gritos e choro como expressão de desconforto;
- pode ser sensível ou pouco sensível à luminosidade, fugindo ou buscando ficar cada vez mais próximo dessa luz;
- pode irritar-se, demonstrando desconforto maior ou menor, bem como manifestar gritos e choros pelo simples fato de uma etiqueta de roupa com textura mais áspera a estar incomodando;
- pode apresentar dificuldades para atividades de coordenação motora ampla e fina, ou ainda se sentir desconfortável

quando utiliza sapatos ou alguns tipos de calçados, aumentando os riscos para tropeços e batidas em objetos.

Outras situações em que a pessoa com autismo pode apresentar comportamentos descontrolados justificam-se por alguns fatores desencadeantes, como exposição a sobrecarga sensorial (se ela apresentar hipersensibilidade) e estímulos físicos ou fisiológicos ligados a possíveis doenças clínicas, alergias ou hipersensibilidades alimentares (que devem ser investigadas por exames específicos), deficiências nutricionais (que podem ser reflexo das restrições ou seletividades alimentares), desequilíbrios bioquímicos, distúrbios gastrointestinais, distúrbios do sono, ou ainda doenças diversas não reveladas.

Alterações emocionais diversas, como baixa capacidade para lidar com situações provocadoras de frustrações, decepções ante expectativas, maus-tratos e exemplos negativos por parte de pessoas próximas, também podem ter forte influência para a manifestação de comportamentos desorganizados e de difícil controle.

As desordens sensoriais são mais bem explicadas quando nos referimos às alterações no processamento das informações a partir da recepção pelas vias sensoriais e pelo repasse dessas informações pelo corpo caloso, para a correta interpretação e resposta ao meio. Esse prejuízo funcional pode representar uma diminuição ou um aumento extremo na forma de percepção dessas informações, causando algumas reações descritas a seguir.

1. Sistema vestibular

Os receptores desse sistema estão localizados no labirinto – órgão da orelha interna – e são diretamente estimulados pelos movimentos da cabeça, que informa a real posição da cabeça em relação à gravidade e ao espaço (SERRANO, 2016).

Alterações nesse sistema podem levar a uma diminuição ou a um aumento na sensibilidade e na percepção do movimento. Assim, a pessoa com autismo mostra-se *hipersensível* e evita algumas dessas sensações, evidenciando medo em relação a brinquedos que promovam movimentos, sendo descoordenados e desajeitados durante a execução de muitas atividades, especialmente aquelas que demandem maior capacidade de controle motor e postural, resistindo ou evitando subir e descer escadas, por apresentar dificuldades no equilíbrio dinâmico e estático, e por vezes parecendo teimosa.

Sugere-se para essas dificuldades descritas a vivência ou experimentação através de atividades psicomotoras e sensoriais livres, as quais envolvam movimentos com balanços, redes, pula-pula, trampolim, bicicleta, dentre outras.

Já os indivíduos *hipossensíveis* reagem buscando as diversas sensações de forma intensa, apresentando dificuldades em permanecer parados, principalmente em atividades que exigem tempo prolongado na postura estática. Tendem a buscar por atividades promotoras de constante movimento e agitação, em que correm a todo instante ao invés de andar, ficam de ponta-cabeça e muitas vezes se expõem a situações de ameaças ou perigos a sua integridade, visto que tendem a prejuízos na percepção desses perigos.

Para essas alterações propõem-se atividades psicomotoras e sensoriais que envolvam processos mais relaxantes e com menos agitação, como tentativa de melhor experimentar esses movimentos, buscando graduá-los.

Além das orientações citadas, como proposta de estimulação para o processo de organização sensorial na pessoa com autismo hipo ou hipersensível em situações voltadas ao sistema vestibular, outras dicas devem ser incorporadas à nossa prática profissional e estendidas aos contextos domiciliar e social, como continuidade das terapias, pois favorecem a estimulação e a organização sensorial, além de promoverem mudanças de perspectivas:

- Busque encorajar frequentemente as crianças com TEA a experimentarem todos os brinquedos disponíveis nos espaços sociais em que circulam, como escola, área de recreação no prédio onde moram, parques. Mas para isso a família precisa compreender a necessidade de propor situações estimulantes para seus filhos com TEA, e isso só será possível quando perceberem que eles podem e devem ser tratados como qualquer outra criança.
- Incentive o interesse e a prática de atividades que envolvam o uso funcional das mãos, para a construção e o aprimoramento da *coordenação motora fina*. Isso pode ser realizado por meio de experiências em que as crianças descubram diversas posições no chão, na cadeira, em pé ou com apoios diferenciados. As atividades psicomotoras

livres são muito indicadas, pois fluem naturalmente, e as atividades dirigidas são conduzidas com objetivos específicos.

- Promova atividades ou jogos, com pequenos grupos de alunos, usando bolas para formar sentenças matemáticas ou sequência de palavras, pois isso também funciona como proposta de comunicação e socialização.
- Ofereça e apresente de forma concreta atividades com movimentos amplos (correr, pular, saltar, subir, descer, ultrapassar obstáculos, dançar, fazer imitações...), sempre antes de iniciar atividades de coordenação motora fina, pois as brincadeiras que envolvem movimentos e coordenação motora ampla, antes de iniciar atividades de coordenação motora fina, funcionam como aquecimento e garantem um melhor desempenho.

2. Sistema proprioceptivo

A propriocepção representa a nossa consciência ou a nossa capacidade de percepção em relação ao nosso corpo e suas partes, em relação ao espaço que ocupa. Essa capacidade é fundamental para que possamos controlar nossa postura, nossos movimentos, ou cada tarefa que realizamos em atividades diárias. Dessa forma, os receptores proprioceptivos – localizados nos músculos, nas articulações e nos ligamentos –, estando em perfeito funcionamento, devem informar constantemente sobre o estado motor do indivíduo, o que garante a eficiência para a realização dos movimentos e um menor gasto energético ante as atividades cotidianas (LENT, 2001).

Para que nossa proprioceptividade seja estimulada, algumas atividades são de grande relevância e merecem destaque especial:

- jogar bola em um alvo (tiro ao alvo), jogar bola com as mãos (voleibol);
- bater palmas (estimulação tátil, proprioceptiva e auditiva);
- bater os pés no chão (controle postural e aplicação e controle de força muscular);
- empurrar objetos aplicando a força necessária para sua locomoção;
- brincadeiras com bambolês (atividades de movimento corporal coordenadas e de consciência corporal);
- cabo de força, com regulação da força e posturas espaciais que garantam a consciência corporal e o equilíbrio dinâmico e estático;
- amarelinha, que promove a percepção corpo-espaço e a capacidade de atingir com precisão esse alvo; e
- circuito psicomotor – múltiplas atividades em conjunto, com fins específicos (MOMO, 2011).

O processamento insuficiente de informações proprioceptivas pode provocar alterações diversas no indivíduo, desde a inconsciência do corpo em relação ao espaço por ele ocupado, até problemas de comportamento, sendo comum:

- movimentos descoordenados;
- quedas frequentes;

- quebra de objetos ao segurá-los, por dificuldade no manejo e na coordenação;
- dificuldade em segurar objetos sem utilizar-se do campo visual;
- dificuldades na execução de atividades da vida diária, como vestir-se, despir-se, alimentar-se etc.;
- prejuízos em manter a postura sentada;
- dificuldades de segurar o lápis (aplicação coordenada e eficiente de força e preensão) e na aplicação gradual da força para a execução funcional e confortável durante o processo de escrita;
- dificuldades em subir e descer degraus, especialmente quando para essas atividades se fazem necessários o controle e a capacidade de uso do corpo no espaço e a coordenação dessa função com outro sistema concomitante;
- necessidade de olhar os pés ao se locomover, o que leva a prejuízo pela diminuição da percepção de espaço através do campo visual, tendendo assim a tropeçar com facilidade (insegurança nas pernas);
- irritação ao realizar movimento físico e relutância em atividades físicas;
- sinais de alerta e maior tensão para a execução de movimento;
- relutância ou desagrado em atividades com vibrações e problemas com a consistência de alguns alimentos (discriminação gustativa e tátil prejudicada, que pode levar a uma seletividade alimentar) (MOMO, 2011).

Em pessoas com autismo pode-se perceber alguns prejuízos sensoriais voltados à proprioceptividade; logo, apresentam dificuldades em adequar-se a algumas demandas do meio.

As pessoas *hipersensíveis* tendem a evitar as sensações, resistindo a atividades de movimento e coordenação motora ampla, como correr, pular, saltar, escalar e fazer uso de escadas, o que as levam a parecer descoordenadas, evidenciando para essas situações comportamentos preguiçosos e letárgicos, pois preferem ficar paradas, em maior passividade. Algumas podem, ainda, apresentar resistência ou seletividade alimentar, evitar contato físico e toques, e normalmente ter de olhar primeiro para se familiarizar durante a execução das tarefas.

Como indicação para esse quadro de dificuldades, sugere-se a utilização de atividades sensoriais como o uso de massa de modelar, areia cinética ou recursos similares, como brincadeiras de interação que facilitem o contato físico, abraços, toques e massagens; porém, sempre de forma gradual e respeitando o limite e o tempo de aceitação do outro.

As pessoas *hipossensíveis* apresentam prejuízo pela diminuição na capacidade de percepção e, assim, tendem a buscar com maior intensidade essas sensações proprioceptivas. Nesse sentido, mostram pobreza na consciência corporal e espacial, comprometendo diversas atividades do seu cotidiano. Podem fazer uso da força de forma intensa, aplicando-a para tudo o que realizam, sem a percepção de que podem machucar, pois é assim que elas se percebem; logo, acreditam que o outro também se percebe da mesma forma – dificuldade também na capacidade empática, já explicada anteriormente. Podem ainda apresentar comportamentos de risco, expondo-se ao perigo, como subir em muros, paredes, mesas etc. Andam fazendo barulho e pisando com intensa força no chão, e preferem roupas mais apertadas para melhor se perceberem. Tendem ainda a práticas como morder as roupas, especialmente a gola das blusas, lápis, as mãos ou dedos, e em alguns casos são registrados comportamentos desorganizados e com tendências agressivas ou autoagressivas.

Como sugestão de atividades para as pessoas com autismo hipossensíveis, é interessante propor situações que estimulem maior consciência corporal, como brincadeiras imitando animais, como o modo que andam, reprodução de posturas intencionais, utilização de recursos com graduação de peso e atividades que os façam aplicar a força em suas variações.

3. Sistema tátil

Esse sistema é considerado um dos primeiros a aprimorar a capacidade de extrair informações do ambiente, através de receptores distribuídos por toda a pele, realizando a captação de estímulos, funcionando como identificador de situações como dor, pressão, temperatura e toque (considerados sensibilidades superficiais). Pode influenciar diretamente no processo de regulação do estado de alerta e do equilíbrio emocional. A integração desse sistema com a visão, propriocepção e o sistema vestibular garante um domínio mais eficiente para a execução de qualquer tarefa que possamos realizar no nosso dia a dia. A correta integração com o sistema proprioceptivo influencia diretamente no planejamento funcional das nossas ações (LENT, 2001).

Prejuízos na recepção e na interpretação dos estímulos táteis, que nos chegam frequentemente, podem resultar em respostas inadequadas ante inúmeras situações às quais estamos submetidos diariamente; logo, crianças com autismo ou qualquer outra alteração sensorial tátil podem apresentar hipo ou hipersensibilidade, reagindo de forma alterada de acordo com seu nível de comprometimento. Sendo assim, não raro apresentam alguns comportamentos inadequados, como:

- não gostar de alguns alimentos pela textura, sendo muitas vezes seletivos para comer e acarretar outras dificuldades alimentares, inclusive, perdas nutricionais pela baixa ingestão ou restrição de muitos nutrientes necessários ao seu desenvolvimento;
- reagir de forma negativa ou exagerada ao toque, evitando o contato físico com outras pessoas, buscando afastar-se como forma de proteção;
- apresentar baixa tolerância e facilidade de irritação em filas, especialmente pela proximidade com outras pessoas, além da dificuldade de administrar seu tempo de espera, o que favorece a manifestação de ações impulsivas e socialmente inadequadas;
- empurrar os outros na tentativa de evitar maior proximidade ou contato físico;

- evitar contato com texturas diferentes, como jogos, brinquedos, roupas apertadas, etiquetas, alimentos etc.;
- não aceitar ou não gostar de mudar de roupas, quando estas não lhes são confortáveis;
- ser resistentes ou fugir de atividades com água, ou de qualquer brincadeira com elementos que molhem ou sujem;
- manifestar dificuldades com atividades de higienização, como cortar as unhas, cortar e pentear os cabelos, banhos etc.;
- não gostar de sentar em cadeiras, e muitas vezes sentar-se sobre as pernas, o que pode representar dificuldades ou prejuízos na organização e no planejamento motor;
- andar nas pontas dos pés, como tentativa de fuga do contato do pé com elementos sensoriais do chão;
- brincar sozinho, prejudicando a interação e as atividades compartilhadas; algumas crianças mantêm-se sempre perto de alguém, mas nem sempre interagem;
- não explorar os brinquedos de forma funcional, fazendo uso de forma sistematizada e metódica, organizando-os por cores, tamanhos ou em filas; não criar; brincadeiras pela imitação social; e se os recursos lhes forem aversivos pelas texturas, fica ainda mais difícil de manuseá-los.

Algumas atividades ou estratégias podem ser funcionais para uma melhor organização sensorial nesse aumento ou regulação da percepção tátil:

- caixas sensoriais, contendo diversos recursos de tamanhos, texturas e pesos diferentes, como grãos de arroz, de feijão, de milho, macarrão etc., que favorecem, pela habituação, o contato direto com esses materiais;
- massa de modelar comum, massa de modelar caseira com cores e cheiros atrativos; areia comum e areia cinética para manuseio, além de caminhadas na areia da praia, sem calçado;
- atividades com massagens e maior contato físico também podem ser funcionais.

Crianças com autismo e quadro sensorial de *hipossensibilidade* tendem a apresentar comportamentos inadequados, que muitas vezes podem representar ameaças à sua integridade física ou riscos à sua saúde, como:

- não perceber ou não reagir de forma a se proteger diante de machucados, dando a impressão de que não sentem dor ou de que são insensíveis a essa dor;
- pelo prejuízo tátil, não discriminar objetos nem ter consciência corporal; logo, podem não saber exatamente onde foram tocados;
- não conseguir identificar um objeto pelo tato sem vê-lo;
- não perceber objetos que deixam cair no chão;
- usar roupas mais apertadas, que lhe deem maior percepção corporal e sensação de relaxamento;
- apresentar inusitado interesse por atividades de constante movimento e agitação, como girar, ficar de ponta-cabeça, balançar-se etc.;

- ficar constantemente sujas;
- tender e fixar-se na fase oral, levando frequentemente a mão ou objetos diversos à boca;
- apresentar hostilidade, além de bater e empurrar, sem a real compreensão desses atos.

As sugestões de atividades que favoreçam as crianças sensorialmente hipossensíveis podem variar, desde o uso de diversos materiais para pressão sensorial, utilização ou experimentação de atividades de pinturas com os dedos, manipulação de recursos flexíveis, até outros meios disponíveis em casa, que deem continuidade ao processo de estimulação sensorial pela constante habituação, o que favorece maior capacidade de adaptabilidade.

4. Sistema visual

O correto processamento das informações visuais e auditivas é de fundamental importância para o pleno desenvolvimento cognitivo, motor e social do indivíduo, pois é por meio desse processo harmônico que a criança desenvolve noções de espaço, orientação, direcionalidade, equilíbrio e esquema corporal. A interação do sistema visual com outros sistemas favorece à criança maior percepção do espaço, promove autonomia, facilita a interação social e amplia seu domínio acerca do meio ambiente; logo, estímulos visuais dosados enriquecem as atividades realizadas, motivam e direcionam uma dada ação, facilitam a discriminação e a organização para comportamento de adaptabilidade social (SERRANO, 2016).

Prejuízos no processo de percepção, recepção e interpretação dos estímulos visuais podem gerar respostas desconfortáveis e de difícil controle inibitório, além de socialmente inadequadas ao meio; por isso, é importante identificar algumas dessas respostas para que as propostas de intervenções, quer clínicas, quer institucionais, sejam de fato eficientes e mais funcionais para esses sujeitos (CAMARGOS, 2017). Pessoas com problemas de desorganização sensorial visual:

- podem ser mais ou menos sensíveis à exposição a estímulos; as *hipersensíveis*, por exemplo, evitam ou relutam em estabelecer proximidade com ambientes com muita luminosidade, brilhos e cores, por, muitas vez, provocarem dores de cabeça, enjoos e tonturas;
- podem demonstrar medo em relação a objetos que se movimentam;
- tendem a uma maior resistência a estabelecer contato visual, especialmente por não compreender sutilezas da comunicação não verbal e por entender esse olhar como invasivo ou desconfortável;
- podem encontrar dificuldades em escolher diante de múltiplas opções de cores, contrastes, objetos, alimentos etc., o que as leva a optar por situações insistentemente repetitivas ou com padrão estereotipado;
- podem ter dificuldades de orientação espacial e prejuízos para mensuração de proximidade ou distância, se refletindo em outros prejuízos funcionais;
- podem fugir a um contato maior, cobrir os olhos ou ainda esfregá-los como reação de desconforto.

Se já entendemos que indivíduos com autismo podem ter maior facilidade para a compreensão a partir de estímulos visuais concretos, porque é assim que alguns se organizam melhor, faz-se necessário flexibilizarmos algumas estratégias que os favoreçam, como:

- quadros de rotinas com textos ou especialmente com imagens que tenham significação para cada situação em particular;
- estruturação dos ambientes domiciliar, escolar e dos espaços de atendimento, para melhor compreensão e organização visual deles;
- organização de espaços que possam ser utilizados como área de repouso ou descanso; e estimulação com recursos lúdicos e sensoriais que utilizem cores, associações, comparativos etc.

Contudo, na condição de *hipossensibilidade* aos estímulos visuais, é comum observarmos nesses indivíduos uma maior tendência para buscar por esses estímulos como forma de melhor percebê-los. Nesse sentido,

- tendem a olhar fixamente para luzes, reflexos do sol, lanternas ou elementos que promovam claridade, além de aproximar os objetos do seu campo visual;
- demonstram intenso interesse em objetos com movimentos circulatórios, como ventilador, peões, rodas e até pingos que caem da torneira de forma repetida e insistente etc.;
- podem ter prejuízos atencionais diante de objetos ou pessoas, que lhes passam despercebidos; e durante a realização

de atividades com leitura e escrita, tendem à dispersão pela perda de foco com facilidade.

Algumas estratégias podem auxiliá-los:

- utilização de elementos com luminosidade nas brincadeiras e na localização de objetos;
- uso de garrafas sensoriais,[1] que podem ser calmantes e promotoras de discriminação de recursos diversos; porém devem ser usadas com cautela para não reforçar o isolamento social;
- atividades de esconde-esconde;
- pinturas com desenhos, colagens, percursos labirínticos etc.

5. Sistema auditivo

O sistema auditivo possui receptores localizados no ouvido interno, desempenhando a função de captação de todos os estímulos sonoros (onda acústica) e fornecendo elementos para a discriminação quanto às características de tom, timbre, volume e intensidade sonora, que os classificará conforme as semelhanças e as diferenças. Nesse sentido, o processo para o desenvolvimento da comunicação (linguagem) irá depender de como acontecem esses processos discriminatórios de informações auditivas e visuais. Logo, a correta

---

[1] Garrafas sensoriais são brinquedos artesanais que visam explorar a coordenação motora, a concentração e a percepção visual, sonora e tátil. Basta colocar diferentes materiais (como arroz, grãos de feijão ou de milho, água com glitter, lantejoulas ou miçangas coloridas, canudos cortados, bolinhas de isopor) dentro de uma garrafa plástica transparente.

e harmônica modulação desse sistema podem interferir ou não no comportamento adaptativo da criança nas mais diversas demandas advindas do meio (LENT, 2001).

Alterações sensoriais no processamento de informações por esse sistema resultarão em prejuízos de interpretação dessas ondas acústicas, provocando uma diminuição ou um aumento na capacidade de percepção auditiva.

Indivíduos *hipersensíveis* reagem de forma defensiva, tapando os ouvidos ou se escondendo em eventos sociais que representem tumultos e barulhos, como festas de aniversário, queima de fogos, ou diante de sons altos, como bombas, sons agudos, como apitos, sons metálicos como batidas de talheres, sons de xilofones, ou ainda barulhos do dia a dia, como de liquidificadores, da descarga do banheiro, do secador de cabelo, e outros barulhos inesperados (GATTINO, 2015). Os comportamentos são de fuga ou reações como crises de choro e descontrole, na tentativa de evitar ou afastar-se dessas sensações que são interpretadas por eles como intensas e agressivas, causando-lhes agitação ou angústia. Como estratégias de auxílio podemos utilizar, em parceria com a família:

- brincadeiras com sons regulares, para se tentar identificar como são produzidos ou quem os produz;
- atividades psicomotoras que estimulem a associação de movimentos e sons, como na música suave e relaxante, que aos poucos pode ser modificada;
- práticas de canto e brincadeiras com músicas que lhes chamem a atenção; e, ainda, em casos de crises pelo

desconforto, pode-se usar fones de ouvidos e tampões para evitar sobrecarga sensorial em situações pontuais.

Pessoas com autismo com reações *hipossensíveis* podem buscar aproximar-se dos sons como tentativa de melhor ouvi-los. Esses comportamentos são percebidos em situações como:

- falar muito alto, como se tivessem perdas auditivas, e muitas vezes em espaços calmos que não permitem tal comportamento.

- predileção por barulhos de ventiladores, ar-condicionado, liquidificador, batidas de palmas, água corrente, sons do chuveiro e de torneiras abertas, e sempre aproximando o ouvido pela necessidade de estímulos mais intensos, além de gostarem de sons e músicas em alto volume.

Como proposta de regulação sensorial auditiva, sugere-se música relaxante e calma, um espaço identificado como local para acalmar as crises e desorganizações, oportunização de situações que favoreçam a brincadeira com instrumentos musicais e brinquedos sonoros diversos, dentre outros recursos similares.

Não nos podemos esquecer da importância de situações que favoreçam a antecipação para essa criança acerca de sons inesperados, como o sinal do recreio, a música e as palmas nas festas de aniversário etc. Pode-se ainda fazer uso de músicas, toques ou sinais para iniciar e para finalizar uma atividade, estimulando também a marcação de tempo e ritmo para ela.

6. Sistema olfativo

Nesse sistema algumas situações merecem atenção especial, pois se refletem diretamente em questões alimentares que, por sua vez, já podem estar alteradas em muitas pessoas com autismo por prejuízos sensoriais em outras vias de recepção (LENT, 2001).

Pessoas com autismo com *hipersensibilidade* olfativa criam situações para evitar sensações que lhes pareçam desconfortáveis, manifestando, assim, agitação e agonia diante de alguns cheiros interpretados como desagradáveis e aversivos. Dessa forma, podem passar a evitá-los; inclusive, muitas comidas não lhes são atrativas e podem provocar engasgos e enjoos. Tendem ainda a evitar locais públicos e aglomerados de pessoas muito próximas, chegando alguns a comentar que alguém não cheira bem, evitando, então abraços e maior proximidade.

Para estimular o hábito a diversos cheiros aos quais estamos submetidos diariamente, sugerem-se algumas estratégias que podem ser eficientes, como:
- propor atividades usando caixas sensoriais, com cheiros diversos;
- produzir e usar massa de modelar caseira com cheiros;
- ofertar essências durante o banho, ou ainda brincadeiras para identificar os tipos de cheiros;
- visitar espaços com frutas, como feiras e supermercados; porém, sempre respeitando os limites de cada pessoa e

sua tolerância ante esses estímulos, pois o processo de habituação deve ser gradativo.

Pessoas com autismo na condição de alteração sensorial para a hipossensibilidade podem apresentar alterações comportamentais contrárias aos hipersensíveis, pois tendem a buscar maior proximidade dos cheiros, para maior percepção destes. Assim, preferem cheiros muito fortes de comidas, perfumes, sabonetes, cremes etc., porém, possivelmente terão dificuldade de identificar esses cheiros, o que pode torná-los vulneráveis, pois, ao não identificar cheiros que representem perigo, podem fazer uso inadequado de alguns produtos que prejudiquem a sua saúde; por isso, eles requerem atenção redobrada.

É ainda comum a presença do "farejamento" em pessoas com autismo hipossensíveis, em que buscam cheirar objetos em geral, além de pessoas, na tentativa de aproximar-se dos cheiros e de senti-los com maior intensidade.

Como indicação de atividades, podemos gradativamente apresentar propostas com cheiros e aromas diversos, fazendo associações para a melhor discriminação e identificação que facilitem atividades funcionais do dia a dia, além de recursos lúdicos e estratégias familiares pontuais e continuadas.

7. Sistema oral ou gustativo

O processo de construção para uma alimentação saudável acontece desde o período da amamentação e da gradativa introdução de outros alimentos pastosos e sólidos na dieta da criança, devendo ser facilitado pela alimentação saudável ao longo da vida. Mas quando falamos de alterações na interpretação das sensações orais ou gustativas, estamos nos referindo às possíveis dificuldades na alimentação e nutrição de pessoas com autismo e outros transtornos no processamento sensorial. Isso pode ser percebido a partir de comportamentos de fuga ou de busca em relação a esses estímulos.

Os comportamentos voltados a alterações para a *hipersensibilidade* podem ser registrados a partir de recusas ou resistências a algumas texturas e sabores de alimentos, provocando no indivíduo crises de vômitos, engasgos e sialorreia (baba), o que se reflete em possíveis prejuízos no processo de mastigação e deglutição. Muitas vezes esses indivíduos com hipersensibilidade tendem a aceitar apenas a ingestão de alimentos moles ou pastosos e resistem ao uso do canudo, que funcionaria como estimulante para o desenvolvimento da musculatura orofacial; logo, esses comportamentos limitam a sua dieta a poucos nutrientes, o que pode causar problemas nutricionais no futuro.

Algumas dicas ou estratégias podem ser experimentadas, objetivando assim a diminuição dessas resistências, a melhoria da qualidade da alimentação e, consequentemente, dos quadros comportamentais manifestos:

- atividades de soprar bolas de sabão, assoviar, apitar, encher balão;
- brincadeiras domiciliares de fazer desenhos do interesse da criança, utilizando-se dos alimentos que ela rejeita, ou ainda brincar de adivinhar os tipos de alimentos, começando

por aqueles que ela tem maior predileção e aos poucos introduzindo alimentos necessários à sua dieta.

As indicações de atividades e recursos lúdicos e sensoriais são elementos importantes para qualquer prática profissional e familiar, pois fazem parte das nossas atividades humanas e naturalmente são trabalhados pelas experiências e vivências que nos são oportunizadas; porém, é importante destacar que, em se tratando de transtornos no processamento sensorial, faz-se necessário um trabalho direcionado a partir de técnicas específicas da integração sensorial (desde a avaliação ao processo de intervenção), que é uma abordagem particular e de uso pontual do *Terapeuta Ocupacional* com formação reconhecida e específica para esse fim; logo, esse profissional é o mais indicado para a aplicação dessa abordagem de importância fundamental para que muitas dessas dificuldades presentes no quadro clínico da pessoa com autismo possam ser minimizadas, e esta tenha de fato a oportunidade de qualificação para uma vida mais funcional.

O aluno/paciente com autismo demonstra pouca reação ou baixa capacidade de percepção para situações que representem ameaça ou perigo? Por que se comportam dessa forma?

Conforme descrito em tópicos anteriores, os neurônios-espelho, em integração harmônica com a amígdala e o córtex pré-frontal, desempenham funções ligadas à imitação de ações mecânicas, a partir de situações diversas do contexto social, para interpretações futuras, de acordo com o nosso processo de maturação cerebral. Nesse sentido, é também papel da amígdala a regulação das nossas emoções e a ativação do sistema límbico ou motivacional, para que possamos apresentar reações de interesse a algumas situações; logo, se há uma correta interpretação dos sinais sociais ou de situações e objetos que representem ameaças à nossa integridade, a nossa motivação será a de tomarmos iniciativas para buscarmos flexibilizações mentais que nos levem ao afastamento ou a estratégias mentais criativas, para assim nos protegermos.

Prejuízos nesse perfeito funcionamento cerebral, nesses elementos considerados partes do cérebro social, dificultarão na pessoa com autismo a percepção e a interpretação desses perigos; consequentemente, ela poderá ficar mais exposta a ameaças e situações de risco. Cabe a nós estimularmos de diversas formas a facilitação para uma leitura social mais eficiente e, assim, tornar possível a busca de autonomia desse indivíduo, mediante mecanismos de defesa e proteção, e minimizar os seus prejuízos perceptuais.

Orienta-se que as famílias de pessoas com autismo em níveis mais graves para essa questão mantenham-se em constante estado de alerta, a fim de evitar alguma situação de perigo ou ameaças à integridade delas.

O aluno/paciente com autismo costuma seguir rotinas rígidas e demonstra desconforto ou resistência em mudar essas rotinas? Como intervir favorecendo maior flexibilidade para sua organização mental e adaptabilidade social?

Uma das principais funções do córtex pré-frontal é a capacidade de organização mental, o estabelecimento de objetivos e a flexibilização cognitiva para novas situações ou estratégias. Logo, se a pessoa com autismo apresenta-se com prejuízos de funcionamento cerebral para essa área da função executiva, terá como dificuldades: rigidez no raciocínio e nos procedimentos, buscando fazer as mesmas coisas sempre do mesmo jeito, com risco de cometer erros; não aceitação de mudanças de regras, tarefas, ambientes e rotinas; inabilidade para resolução de problemas, planejamento inadequado, desorganização ante múltiplas situações e contextos; ineficiência em estabelecer estratégias e segui-las corretamente, além de prejuízos em níveis diversos na sua capacidade de raciocínio abstrato.

Portanto, mudanças inesperadas ou frequentes levam a pessoa com autismo a desconforto e desorganização comportamental, visto que seu funcionamento cerebral para esse fim não se apresenta como o esperado; logo, é importante antecipar mudanças como tentativa de manter a previsibilidade das coisas e melhorar a organização nesses indivíduos.

O aluno/paciente com autismo apresenta alterações súbitas de humor, com risos ou choros sem razão aparente?

É possível que uma pessoa com autismo apresente alterações inesperadas de comportamento, ou ainda tenha baixa capacidade para lidar com negativas e frustrações, o que pode desencadear desorganização e mudanças de comportamento; porém, é possível que essas mudanças inesperadas não sejam de fato sem motivos reais.

Quando passamos a entender que o processamento sensorial na pessoa com autismo apresenta-se desorganizado para hipo ou hipersensibilidade aos mais diversos estímulos, chegamos à conclusão de que alguma questão ligada a esses estímulos sensoriais tenha provocando essa mudança comportamental, especialmente pelo fato de também já entendermos que sua capacidade de controle inibitório – que é um dos objetivos da função executiva realizada pelo córtex pré-frontal – também está prejudicada; logo, pode não ser capaz de se auto-organizar com facilidade, ou ainda apresentar grande obstáculo nessa regulação emocional.

Dificuldades ligadas à capacidade do controle inibitório interferem diretamente na inibição de comportamentos inadequados em contextos sociais diversos, o que, por sua vez, interfere na realização das atividades do sujeito.

Essas mudanças inesperadas e aparentemente sem motivo nos levam a entender que pode haver diversos comprometimentos funcionais que irão acarretar prejuízos para a vida social e para os processos de aprendizagens desse indivíduo. Portanto, devemos estar atentos para a realização de possíveis encaminhamentos.

O aluno/paciente com autismo apresenta apego excessivo a objetos inusitados?

Após o nascimento do bebê é natural que a mãe passe um tempo mais prolongado em casa antes de retomar a sua vida profissional e social. Esse período, que se pode estender por alguns meses, reforça a construção de vínculos afetivos entre mãe e filho, especialmente pelos momentos de amamentação e pelos cuidados que naturalmente a mãe dedica ao bebê, e assim a relação de afetividade e aproximação ganha um significado especial e torna-se mais sólida.

Após esse período, a mãe naturalmente retoma as suas atividades e passa a ausentar-se dessa relação de proximidade até então construída, e a criança busca inconscientemente algum objeto ou outra pessoa para quem ela irá transferir esse apego afetivo construído. Nesse sentido, pode acontecer a adesão excessiva a um objeto de transição, como forma de superar com sucesso o afastamento da relação mãe e filho. Essa pode ser uma das explicações para esse comportamento presente em muitas crianças com autismo. Portanto, não há necessidade de retirar, contra a vontade da criança, esse objeto de sua mão (o que pode funcionar como elemento reforçador para tal comportamento); basta que se ofereçam atividades em que ela possa fazer uso funcional das mãos para naturalmente se desfazer desse objeto, transferindo sua atenção para outro fim. Então, de forma gradativa, esse objeto vai ficando esquecido; uns levam mais tempo, outros menos tempo, mas esse comportamento pode ser melhorado aos poucos.

__O aluno/paciente com autismo demonstra dificuldades em adequar-se aos programas normais de ensino? Qual deve ser o papel da escola para garantir a adequação curricular, respeitando o processo de inclusão socioeducacional?__

Diante de todas as situações características para o Transtorno do Espectro do Autismo – TEA e da forma como se processam algumas situações voltadas à sensorialidade e particularidades de seu funcionamento cerebral, fica compreensivo que algumas pessoas com autismo conseguem adequar-se aos métodos normais de ensino, ainda que apresentem alguma necessidade de adequação e flexibilização curricular; porém, é interessante que esses ajustes curriculares possam ser viabilizados sempre que necessário, pois, dessa forma, estaremos adequando os contextos educacionais à forma de entendimento e às capacidades que esse indivíduo apresenta. Para tanto, alguns recursos devem ser elaborados com fins específicos e de acordo com a necessidade que cada um apresenta.

A forma de aplicação das atividades e avaliações talvez precise de adequações, como imagens, sinalizadores visuais, retirada de alguns conteúdos irrelevantes para o aluno, tempos e momentos diferenciados, respeitando sua capacidade de tolerância e produção acadêmica, se assim necessitar, não impedindo que possa participar do processo junto aos demais, ou ainda avaliá-lo a partir de relatórios evolutivos que podem ser convertidos em um número para o conceito de aprendizado.

Em nenhum momento o professor deve fazer comparações entre os alunos, muito menos quando se tratar daqueles com autismo ou com qualquer outra deficiência, pois essa seria uma comparação injusta ante a forma como este se apresenta em termos de funcionamento cerebral. A comparação deve ser feita com o próprio aluno, tomando como ponto de partida o aprendizado que ele demonstrava antes e como se apresenta no momento atual, se evoluiu ou não.

Os ajustes escolares ou adequações curriculares são um direito que compete ao aluno com deficiência e não pode ser negado pelas escolas nem pelos professores.

O aluno/paciente com autismo apresenta agitação psicomotora ou extrema passividade?

Mais uma vez nos reportamos a falar de córtex pré-frontal e função executiva, além de citarmos as funções do cerebelo como elemento indispensável para um bom desenvolvimento psicomotor. Nesse sentido, quando há prejuízo de funcionamento para a função executiva, tornam-se evidentes alguns déficits atencionais e tendências a comportamentos impulsivos, que já caracterizam um quadro de agitação psicomotora e possível elemento para o diagnóstico do Transtorno do Déficit de Atenção e Hiperatividade – TDAH, que, segundo algumas pesquisas, se encontra presente em pelo menos 34% das pessoas diagnosticadas com autismo, tornando esse quadro ainda mais complexo pela comorbidade apresentada.

Portanto, algumas pessoas com autismo apresentam agitação psicomotora que dificulta diversas situações importantes para seu desenvolvimento global, especialmente o processo de ensino e aprendizagem, a aceitação de regras e a adequação a essas regras, bem como situações de interação e adequação social. Em contrapartida, a lentificação psicomotora também pode ocorrer e esse indivíduo mostrar-se dependente, com pouca iniciativa e sem interesse em contextos diversos.

O somatório dos vários sintomas pode apontar para o espectro do autismo, e o profissional, ao identificar as características acima descritas, possui material suficiente para a elaboração de relatórios que favoreçam os devidos encaminhamentos, seja para abordagens de orientação familiar, como nas devolutivas dos atendimentos realizados, seja para encaminhamento médico para possível definição diagnóstica e indicação de terapêutica adequada.

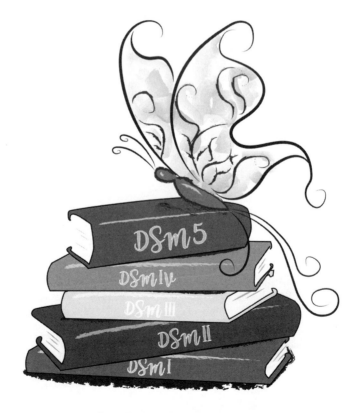

Capítulo 5

Transtorno do Espectro do Autismo – TEA e o DSM 5

O Transtorno do Espectro do Autismo – TEA passou por muitas configurações ao longo dos diversos estudos científicos já realizados, levando-se em conta cada época e cada estudo. Também já foi entendido a partir de múltiplas explicações, porém, com a quinta edição do DSM (Manual Diagnóstico e Estatístico dos Transtornos Mentais),[1] que pode ser considerado uma escala diagnóstica para o TEA e para outros transtornos, o autismo passou por algumas mudanças de nomenclaturas, configurando-se agora como um dos Transtornos do Neurodesenvolvimento, o que desfaz de vez qualquer equívoco ao associá-lo a transtornos de ordem psiquiátrica.

Nesse sentido, entendemos que o TEA é configurado como uma condição neurobiológica que compromete significativamente o funcionamento cerebral do indivíduo em algumas áreas pontuais, e assim se justificam todas as alterações para respostas linguísticas ou motoras relacionadas a essas áreas cerebrais.

---

[1] Fonte: *Manual Diagnóstico e Estatístico dos Transtornos Mentais* – DSM-5 (APA, 2014).

Os Transtornos do Neurodesenvolvimento referem-se a um grupo de condições com início ainda no período do desenvolvimento, que se manifestam desde cedo e, em geral, muito antes de a criança ingressar na vida escolar. Caracterizam-se por déficits no desenvolvimento que, por sua vez, acarretam prejuízos no funcionamento pessoal, social, acadêmico ou profissional.

Esses déficits de desenvolvimento podem apresentar-se de forma variada, desde algumas limitações muito específicas no processo de aprendizagem ou no controle das funções executivas, até prejuízos globais significativos em diversas habilidades sociais ou na capacidade de inteligência e cognição.

Importante observar que é muito comum a ocorrência de mais de um Transtorno do Neurodesenvolvimento em um mesmo indivíduo. A essa possibilidade de mais de um quadro diagnóstico em associação chamamos de *comorbidade*; por exemplo, é comum em indivíduos com TEA a deficiência intelectual (transtorno do desenvolvimento intelectual, em um percentual muito significativo, variando de leve a severo), assim como apresentar o TDAH – Transtorno do Déficit de Atenção e Hiperatividade, acentuando assim o quadro sintomático e as possibilidades para um melhor prognóstico, dentre tantas outras possíveis comorbidades.

Em alguns Transtornos do Neurodesenvolvimento, essa apresentação clínica pode incluir sintomas tanto de excesso quanto de déficits e atrasos em atingir marcos de desenvolvimento esperados para certa idade e desenvolvimento. Nesse sentido, é importante uma observação mais criteriosa para que, dessa forma, possa ser realizado o diagnóstico diferencial, pois o autismo somente é diagnosticado quando os déficits característicos de *comunicação social* são acompanhados de *comportamentos excessivamente repetitivos, interesses particularmente restritos e insistência nas mesmas coisas.*

O TEA caracteriza-se por déficits persistentes na comunicação e na interação social, incluindo déficits na reciprocidade social, em comportamentos não verbais de comunicação usados para interação social e em habilidades para desenvolver, manter e compreender relacionamentos diversos e em múltiplos contextos.

Além dos déficits na comunicação social, o diagnóstico do TEA requer a presença de padrões restritos e repetitivos de comportamento, interesses ou atividades.

Os sintomas mudam com o desenvolvimento, podendo ser mascarados por mecanismos compensatórios; logo, para que esse diagnóstico aconteça há necessidade de que o indivíduo apresente *todos os itens descritos no grupo "A"*, ao menos *dois itens do grupo "B"* e também *alguns itens dos outros grupos, "C", "D" e "E"*, não esquecendo em nenhum momento de *especificar as possíveis comorbidades.*

De acordo com o DSM-5 – Transtorno do Espectro Autista – TEA – Critérios Diagnósticos 299.00 (F84.0), caracteriza-se por:

A. Déficits persistentes na comunicação social e na interação social em múltiplos contextos, conforme manifestado pelo que segue, atualmente ou por história prévia.

1. Déficits na reciprocidade socioemocional, variando de abordagem social anormal e dificuldade para estabelecer uma conversa normal a compartilhamento reduzido de

interesses, emoções ou afetos, e a dificuldade para iniciar ou responder a interações sociais.

2. Déficits nos comportamentos comunicativos não verbais usados para interação social, variando de comunicação verbal e não verbal pouco integrada a anormalidade no contato visual e linguagem corporal ou déficits na compreensão e uso de gestos, e a ausência total de expressões faciais e comunicação não verbal.

3. Déficits para desenvolver, manter e compreender relacionamentos, variando de dificuldade em ajustar o comportamento para se adequar a contextos sociais diversos a dificuldade em compartilhar brincadeiras imaginativas ou em fazer amigos, e a ausência de interesse por seus pares.

Faz-se importante *especificar a gravidade atual*, e essa gravidade baseia-se em *prejuízos na comunicação social e em padrões de comportamento restritos e repetitivos.*

B. Padrões restritos e repetitivos de comportamento, interesses ou atividades, conforme manifestado por pelo menos dois dos seguintes itens, atualmente ou por história prévia.

1. Movimentos motores em geral e uso de objetos ou falas estereotipadas ou repetitivas (estereotipias motoras simples, alinhar brinquedos ou girar objetos, ecolalia tardia ou imediata, neologismos ou frases idiossincráticas).

2. Insistência nas mesmas coisas, adesão inflexível a rotinas ou padrões ritualizados de comportamento verbal ou não verbal (sofrimento extremo em relação a pequenas mudanças, dificuldades com transições, padrões rígidos de

pensamento, rituais de saudação, necessidade de fazer o mesmo caminho ou ingerir os mesmos alimentos diariamente).

3. Interesses fixos e altamente restritos que são anormais em intensidade ou foco (forte apego ou preocupação com objetos incomuns, interesses excessivamente circunscritos ou perseverativos).

4. Hiper ou hiporreatividade a estímulos sensoriais ou interesse incomum por aspectos sensoriais do ambiente (indiferença aparente a dor/temperatura, reação contrária a sons ou texturas específicas, cheirar [farejamento] ou tocar objetos de forma excessiva, fascinação visual por luzes ou movimento).

Faz-se importante especificar a gravidade atual, e essa gravidade baseia-se em prejuízos na comunicação social e em padrões restritos ou repetitivos de comportamento.

C. Os sintomas devem estar presentes precocemente no período do desenvolvimento (mas podem não se tornar plenamente manifestos até que as demandas sociais excedam as capacidades limitadas ou podem ser mascarados por estratégias aprendidas mais tarde na vida).

D. Os sintomas causam prejuízo clinicamente significativo no funcionamento social, profissional ou em outras áreas importantes da vida do indivíduo no presente.

E. Esses distúrbios não são mais bem explicados por deficiência intelectual (transtorno do desenvolvimento intelectual) ou qualquer outro atraso global do desenvolvimento.

Deficiência Intelectual e Transtorno do Espectro do Autismo – TEA costumam ser comórbidos; para fazer o diagnóstico de comorbidade de Transtorno do Espectro do Autismo – TEA e Deficiência Intelectual, a comunicação social deve estar abaixo do esperado para o nível geral do desenvolvimento.

Nota: Indivíduos com diagnóstico do DSM-IV para o Transtorno Autista, Transtorno de Asperger ou Transtorno Global do Desenvolvimento sem outra especificação devem receber o diagnóstico de Transtorno do Espectro do Autismo – TEA.

Indivíduos com déficits acentuados na comunicação social, cujos sintomas não atendam, de outra forma, aos critérios para o Transtorno do Espectro do Autismo – TEA, devem ser avaliados em relação ao Transtorno da Comunicação Social (pragmática).

Faz-se importante especificar as comorbidades, se com ou sem comprometimento intelectual concomitante, com ou sem comprometimento da linguagem concomitante, associado a alguma condição médica ou genética conhecida ou a fator ambiental; associado a outro distúrbio neurológico, mental ou comportamental.

Características diagnósticas

As características essenciais do Transtorno do Espectro do Autismo – TEA são prejuízos persistentes na comunicação social recíproca e na interação social *(Critério A)* e padrões restritos e repetitivos de comportamento, interesses ou atividades *(Critério B)*. Esses sintomas devem estar presentes desde o início da infância e limitam ou prejudicam o funcionamento diário *(Critérios C e D)*.

O estágio em que o prejuízo funcional fica mais evidente irá variar conforme as características de cada indivíduo e de seu ambiente.

Manifestações do transtorno também podem variar dependendo da gravidade da condição autista, do nível de desenvolvimento e da idade cronológica; daí o uso do termo "espectro", que representa uma multivariação de tipos para uma mesma condição diagnóstica.

O Transtorno do Espectro do Autismo – TEA, a partir dessa nova edição do DSM, engloba transtornos antes chamados de Autismo Infantil Precoce, Autismo Infantil, Autismo de Kanner, Autismo de Alto Funcionamento, Autismo Atípico, Transtorno Global do Desenvolvimento sem outra especificação e Transtorno de Asperger.

O Transtorno do Espectro do Autismo – TEA é classificado na atualidade a partir dos níveis de gravidade sintomática, que se diferencia a partir de três níveis – 1. leve; 2. moderado; e 3. severo – e devem ser avaliados nas dimensões voltadas aos prejuízos para a *comunicação social* e pela presença de *comportamentos restritos, repetitivos e estereotipados.*

Nível 1 – TEA leve: "Exigindo apoio"

Comunicação social

Na ausência de apoio, podem apresentar déficits na comunicação social com prejuízos notáveis, apresentando dificuldade para iniciar interações sociais. Pode ainda aparentar interesse reduzido por interações sociais. Por exemplo, uma pessoa que consegue falar frases completas e envolver-se na comunicação, embora apresente falhas na conversação com os outros e cujas tentativas de fazer amizades são estranhas e comumente malsucedidas.

Comportamentos restritos e repetitivos

Na ausência de apoio, a inflexibilidade de comportamento causa interferência significativa no funcionamento em um ou mais contextos. Dificuldade em trocar de atividade. Problemas para organização e planejamento são obstáculos à autonomia.

Nível 2 – TEA moderado: "Exigindo apoio substancial"

Comunicação social

A ausência do apoio substancial pode causar déficits graves nas habilidades de comunicação social verbal e não verbal; prejuízos sociais aparentes mesmo na presença de apoio; limitação em dar início a interações sociais e resposta reduzida ou anormal a aberturas sociais que partem de outros. Por exemplo, uma pessoa que fala frases simples, cuja interação se limita a interesses especiais reduzidos e que apresenta comunicação não verbal acentuadamente estranha.

Comportamentos restritos e repetitivos

A ausência do apoio substancial pode causar inflexibilidade do comportamento, dificuldade de lidar com mudanças, ou outros comportamentos restritos/repetitivos aparecem com frequência suficiente para serem óbvios ao observador casual e interferem no funcionamento em uma variedade de contextos. Sofrimento e/ou dificuldade de mudar o foco ou as ações.

Nível 3 – TEA severo: "Exigindo apoio muito substancial"
Comunicação social

A ausência do apoio muito substancial pode causar déficits graves nas habilidades de comunicação social verbal e não verbal, causando prejuízos graves de funcionamento, grande limitação em dar início a interações sociais e resposta mínima a aberturas sociais que partem de outros. Por exemplo, uma pessoa com fala inteligível de poucas palavras, que raramente inicia as interações e, quando o faz, tem abordagens incomuns apenas para satisfazer as necessidades e reage somente a abordagens sociais muito diretas.

Comportamentos restritos e repetitivos

A ausência de apoio muito substancial pode causar inflexibilidade de comportamento, extrema dificuldade em lidar com mudanças ou outros comportamentos restritos/repetitivos que interferem acentuadamente no funcionamento em todas as esferas. Grande sofrimento/dificuldade para mudar o foco ou as ações.

Desenvolvimento e curso

A idade e o padrão de início dos sintomas para o Transtorno do Espectro do Autismo – TEA devem ser observados desde tenra idade, pois esses primeiros sintomas costumam ser reconhecidos durante o segundo ano de vida (entre 12 e 24 meses).

A descrição do padrão de início pode incluir informações familiares sobre atrasos precoces do desenvolvimento ou quaisquer perdas de habilidades sociais ou linguísticas até então adquiridas. Nesses casos em que houve perda de habilidades, os pais ou cuidadores podem relatar essa história de deterioração gradativa ou relativamente rápida em comportamentos sociais ou nas habilidades linguísticas.

As características comportamentais do Transtorno do Espectro do Autismo – TEA tornam-se inicialmente evidentes na primeira infância, com alguns casos apresentando *falta de interesse em interações sociais já no primeiro ano de vida.*

Algumas crianças apresentam regressão no desenvolvimento, com uma deterioração gradual ou relativamente rápida em comportamentos sociais ou uso da linguagem, frequentemente durante os dois primeiros anos de vida. Tais perdas são raras em outros transtornos, podendo ser um sinal de alerta útil para o Transtorno do Espectro do Autismo – TEA.

Muito mais incomuns e merecedoras de investigação médica ampla são as perdas de habilidades além da comunicação social (perda do autocuidado, do controle de esfíncteres, de habilidades motoras) ou as que ocorrem após o segundo aniversário.

Os primeiros sintomas do Transtorno do Espectro do Autismo – TEA envolvem atraso no desenvolvimento da linguagem, em geral acompanhado por ausência de interesse social ou interações sociais incomuns (puxar as pessoas pela mão sem nenhuma tentativa de olhar para elas), padrões estranhos de brincadeiras ou brincar de modo não funcional (carregar brinquedos, mas nunca brincar com eles usando a criatividade e a imitação social) e padrões incomuns de comunicação (conhecer o alfabeto ou os numerais, mas não responder ao próprio nome).

Um diagnóstico de surdez é geralmente considerado, mas costuma ser descartado após o exame BERA.

Durante o segundo ano, comportamentos estranhos e repetitivos e ausência de brincadeiras típicas tornam-se mais evidentes. Uma vez que muitas crianças pequenas com desenvolvimento normal têm fortes preferências e gostam de repetição (ingerir os mesmos alimentos, assistir muitas vezes ao mesmo filme), em pré-escolares pode ser difícil distinguir padrões restritos e repetitivos de comportamentos diagnósticos do Transtorno do Espectro do Autismo – TEA.

A distinção clínica baseia-se no tipo, na frequência e na intensidade do comportamento (por exemplo, uma criança que diariamente alinha os objetos durante horas e sofre bastante quando algum deles é movimentado).

Vale destacar que o Transtorno do Espectro do Autismo – TEA não é um transtorno degenerativo; logo, podemos afirmar que aprendizagem e compensação continuam ao longo da vida.

Os sintomas são frequentemente mais acentuados na primeira infância e nos primeiros anos da vida escolar. Por isso já foi conhecido como *autismo infantil*, por ser exatamente na infância o período de maior manifestação sintomática, com ganhos no desenvolvimento sendo frequentes no fim da infância, pelo menos em certas áreas (aumento do interesse por interações sociais).

Uma pequena quantidade de indivíduos apresenta deterioração comportamental na adolescência, enquanto a maioria dos outros melhora.

Apenas uma minoria de indivíduos com Transtorno do Espectro do Autismo – TEA vive e trabalha de forma independente na fase adulta; aqueles que o fazem tendem a ter melhor desenvolvimento da linguagem e capacidade intelectual superior, conseguindo, nesse sentido, encontrar um nicho que combine com seus interesses e habilidades especiais.

Em geral, indivíduos com níveis de prejuízo menores podem ser mais capazes de agir com autonomia. Mesmo assim ainda podem continuar socialmente ingênuos e vulneráveis, com dificuldades para organizar as demandas práticas sem ajuda, e mais propensos, em idades posteriores, ao desenvolvimento de quadros voltados a ansiedade e depressão.

Muitos adultos informam usar estratégias compensatórias e mecanismos de enfrentamento para mascarar suas dificuldades em público, mas sofrem com o estresse e os esforços para manter uma fachada socialmente aceitável.

Quase nada se sabe sobre a fase da velhice no Transtorno do Espectro do Autismo – TEA. E o que irá acontecer nessa fase dependerá de tudo o que foi oportunizado em tenra idade.

Alguns indivíduos aparecem pela primeira vez para o diagnóstico na idade adulta, talvez levados pelo diagnóstico de autismo em alguma criança da família ou pelo rompimento de relações profissionais ou familiares. Pode ser difícil, nesses casos, obter uma história detalhada do desenvolvimento, sendo importante levar em conta as dificuldades autorrelatadas. Quando a observação clínica sugerir que os critérios são preenchidos no presente, pode ser diagnosticado para o Transtorno do Espectro do Autismo – TEA, desde que não haja evidências de boas habilidades sociais e de comunicação na infância.

Os melhores fatores prognósticos estabelecidos para as evoluções individuais no Transtorno do Espectro do Autismo – TEA são presença ou ausência de deficiência intelectual e comprometimento da linguagem associado (linguagem funcional por volta dos 5 anos de idade é um sinal de bom prognóstico), bem como outros problemas de saúde mental.

Comorbidade

O Transtorno do Espectro do Autismo – TEA é frequentemente associado com comprometimento intelectual e transtorno estrutural da linguagem (incapacidade de compreender e construir frases gramaticalmente corretas).

Muitos indivíduos com Transtorno do Espectro do Autismo – TEA podem apresentar sintomas psiquiátricos que não fazem parte dos critérios diagnósticos para o transtorno (cerca de 70% das pessoas com Transtorno do Espectro do Autismo – TEA podem ter um transtorno mental comórbido e 40% podem ter dois ou mais transtornos mentais comórbidos).

Quando critérios tanto para TDAH – Transtorno do Déficit de Atenção e Hiperatividade quanto para Transtorno do Espectro do Autismo – TEA são preenchidos, ambos os diagnósticos devem ser dados. O mesmo princípio aplica-se a diagnósticos concomitantes de Transtorno do Espectro do Autismo – TEA e Transtorno do Desenvolvimento da Coordenação, Transtornos de Ansiedade, Transtornos Depressivos e outros diagnósticos de comorbidade.

Entre indivíduos que não falam ou têm déficits de linguagem, sinais observáveis, como mudanças no sono ou na alimentação e aumento do comportamento desafiante, devem desencadear uma avaliação para ansiedade ou depressão.

Dificuldades específicas de aprendizagem (leitura, escrita e aritmética) são comuns, assim como o transtorno do desenvolvimento da coordenação.

As condições médicas normalmente associadas ao Transtorno do Espectro do Autismo – TEA devem ser registradas no especificador "condição médica ou genética conhecida ou a fator ambiental". Tais condições médicas incluem *epilepsia, distúrbios do sono e constipação*.

Transtorno alimentar restritivo/evitativo é uma característica que se apresenta com bastante frequência no Transtorno do Espectro do Autismo – TEA, e preferências alimentares extremas e reduzidas também podem persistir.

Esses critérios para a avaliação diagnóstica do TEA foram descritos seguindo fielmente a classificação apresentada pelo *Manual Diagnóstico e Estatístico dos Transtornos Mentais – DSM-5*, que em sua quinta edição traça descrições pormenorizadas para um diagnóstico médico mais seguro e mais rápido, o que beneficia diretamente as pessoas com autismo desde idades bem precoces, garantindo maior rapidez para os encaminhamentos e melhores prognósticos, quando estimulados precocemente.

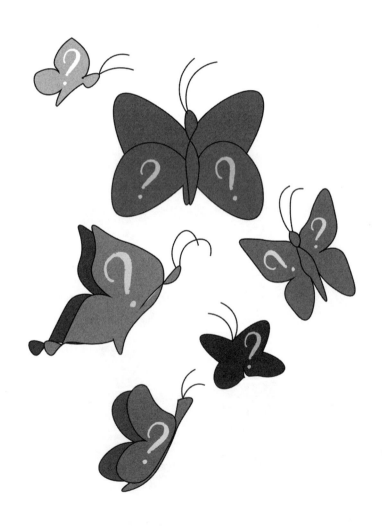

Capítulo 6

Autismo: mitos e verdades

Desde 1906, período de introdução do adjetivo "autista" nos estudos da psiquiatria, muitas informações foram construídas e outras tantas descontruídas ao longo desse tempo, garantindo-nos na atualidade maior segurança e melhor entendimento acerca dessa temática. Porém, muitos mitos também foram criados em torno desse assunto e, possivelmente, tenham dificultado o processo de inclusão familiar, social e educacional desses indivíduos, bem como o processo de intervenção clínica ou institucional. Isso porque alguns desses mitos, quando tomados como verdades, comprometeram abordagens cientificamente comprovadas, prejudicando, por assim dizer, a evolução e inclusão social desses sujeitos.

De posse de mais informações na atualidade, e pelo crescente movimento de acesso em direção ao conhecimento, podemos agora esclarecer alguns desses mitos, explicando por que alguns são considerados falsos e outros, verdades, baseando-nos sempre em pesquisas e estudos científicos:

1. *Autismo é uma doença psicológica ou psiquiátrica.*

FALSO

O autismo é um transtorno neurobiológico ou um tipo de Transtorno do Neurodesenvolvimento, que compromete o desenvolvimento do cérebro em áreas específicas ainda durante o processo gestacional, comprometendo o funcionamento cerebral e causando prejuízos no comportamento, na fala e comunicação e na capacidade para a socialização.

2. *Pessoas com autismo não têm sentimentos e não compreendem o que acontece ao seu redor.*

FALSO

Ainda que não seja fácil para muitas pessoas com autismo demonstrar emoções, ou compreender as emoções e sentimentos expressos por outras pessoas, elas também choram, riem, se alegram e se entristecem, como qualquer outro ser humano. Sim, elas compreendem o que acontece no seu entorno, porém apresentam dificuldades em algumas leituras sociais, na comunicação não verbal e na capacidade para a metacognição. Porém, mesmo diante disso, não podemos afirmar que elas não percebam o que acontece à sua volta, pois alguns de seus comportamentos e desconfortos são para nós indicativos de que algo está sendo percebido e sentido como desconfortante para eles.

*3. A desatenção dos pais,
o comportamento da mãe e a
falta de amor causam o autismo.*

FALSO

O Transtorno do Espectro do Autismo – TEA não tem relação direta com a falta de atenção dos pais em relação ao filho. Essa teoria foi defendida nas décadas de 1940 e 1960, porém não é mais aceita na atualidade. O autismo tem origem neurobiológica e está associado a possíveis causas genéticas, ambientais ou multifatoriais. Porém vale afirmar que pais mais atenciosos e mais afetivos representam um ganho qualitativo para o desenvolvimento de melhores comportamentos em seus filhos, independentemente de sua condição; e em se tratando de pessoas com TEA, isso faz uma grande diferença.

*4. Pessoas com autismo são
gênios ou têm atraso mental.*

FALSO

Já ficou muito claro o porquê da expressão "espectro do autismo"; logo, devemos entender que isso representa uma multivariedade de tipos para uma mesma condição diagnóstica, em que podemos perceber quadros de autismo dos níveis mais leves aos mais severos. Portanto, não é possível afirmar que as pessoas com autismo estejam nesses extremos de inteligência acima ou abaixo da média.

Pesquisas apontam um percentual bem elevado de pessoas com autismo com prejuízos intelectuais diversos, um percentual de pessoas com autismo sem prejuízos intelectuais significativos e um pequeno percentual de pessoas com autismo com capacidade acima da média, a partir de um interesse monotemático; portanto, se forem classificados como habilidade acima da média, boa capacidade de envolvimento destes indivíduos com a atividade específica e uso de forma criativa em situações diversas, podemos assim entender como altas habilidades/superdotação, mas isso só é percebido em um percentual mínimo.

5. A alimentação influencia que uma criança seja autista ou uma alimentação diferenciada modifica padrões do autismo.
FALSO

Ainda que alguns pensem que uma dieta distinta, com ou sem alguns nutrientes específicos, evitará que os filhos fiquem expostos a substâncias tóxicas, as quais podem ser consideradas fatores de risco para o autismo ou estar associadas a possíveis causas, o que a criança come não causa autismo nem lhe reverte o quadro. Não existem pesquisas cientificamente comprovadas apontando a alimentação como elemento de causa ou de possível reversão do diagnóstico para o autismo.

6. Glúten e caseína causam autismo.
FALSO

Estima-se que 1% da população mundial seja de pessoas celíacas, ou seja, que podem apresentar alergia ao glúten, o que não significa que toda pessoa com autismo esteja nessa condição de celíaca. O glúten e a caseína irão provocar malefícios em qualquer pessoa que os consuma em excesso ou que lhes tenha intolerância; porém, é necessário examinar, a partir de testes específicos, se existe de fato alergia ou intolerância por parte da pessoa com autismo, para assim pensar na retirada desse ou de qualquer outro alimento de sua dieta que de alguma forma não lhe faça bem. Logo, se a pessoa com autismo não apresenta intolerância ao glúten ou quaisquer alergias associadas, não há motivos para esse rigor alimentar. Da mesma forma, não podemos afirmar que uma alimentação sem glúten possa reverter os sintomas do autismo, pois não há comprovação científica para essa afirmação.

7. Vacinas causam autismo.
FALSO

A aplicação de vacinas não tem relação comprovada com o desenvolvimento do transtorno do espectro do autismo – TEA. O problema neurológico começa ainda no útero da mãe e não por um fator externo posterior ao nascimento. O que pode acontecer durante a gestação é uma associação a possíveis interferências de fatores externos que de alguma forma provoquem mutações genéticas que justifiquem o autismo. Esses múltiplos fatores externos, considerados de risco durante o processo gestacional, podem estar ligados a radiação, poluição, doenças infecciosas sofridas pela mãe, uso de substâncias tóxicas e agentes químicos, e isso hoje é considerado como *multifatores* de risco ou possíveis causas para o autismo e para qualquer outro Transtorno do Neurodesenvolvimento.

8. Uma pessoa com autismo será dependente a vida toda.

FALSO

Se uma criança com autismo recebe atenção e estimulação desde cedo, poderá ser um adulto autossuficiente e capaz de estabelecer relações sociais dentro das condições que seu quadro diagnóstico lhes permite, com maior ou menor desempenho para as habilidades ou condutas adaptativas. Então para essa afirmação a resposta será "DEPENDE", pois esse desenvolvimento para uma vida adulta autônoma irá depender de uma infinidade de fatores que devem ser qualificados ainda na infância. Por esse motivo é comum falarmos do autismo sempre associando à criança, pois a sua vida adulta irá depender do que fizermos por ela na sua fase de desenvolvimento infantil.

9. A pessoa com autismo pode gritar, espernear e provocar grande confusão ao seu redor.

VERDADE

A desmodulação sensorial é uma constante na vida da maioria das pessoas com autismo, pois sua capacidade de organização sensorial ou sensopercepção encontra-se em desarmonia por falhas no repasse de informações neurais; logo, a percepção e a interpretação dos estímulos que chegam a esses indivíduos podem acontecer com falhas. Nesse sentido, as respostas linguísticas ou motoras apresentadas serão também alteradas, e sua capacidade de inibição para comportamentos inadequados ou capacidade de controle inibitório (córtex pré-frontal/

função executiva) pode não funcionar de forma satisfatória para levá-los a uma adaptabilidade de fato coerente. Daí a causa de comportamentos desorganizados que provocam grande desconforto para quem está a sua volta e principalmente para eles mesmos. Portanto, ainda que muitas vezes afirmemos que se desorganizam sem razão, sempre que isso acontece é porque alguma coisa foi percebida e interpretada por eles como desconfortável e desorganizante.

*10. Recursos tecnológicos, como o tablet
e o celular, podem auxiliar
no tratamento de pessoas com autismo.*
VERDADE
O tablet e o celular, assim como outros tantos recursos tecnológicos, podem ser grandes aliados no processo de intervenção de pessoas com autismo; porém, precisam e devem ser utilizados com cautela e critérios, pois estamos falando de pessoas com dificuldades maiores ou menores para o processo de fala, comunicação e interação social, e elementos que reforcem o isolamento social podem acentuar cada vez mais essas dificuldades. Por isso, esses recursos precisam ser mediados para fins objetivos, buscando assim qualificar situações promotoras para um bom desenvolvimento global. A utilização dessas ferramentas de forma livre deve ser monitorada, para que então não passem tempo em demasia fechados nessa relação de isolamento a partir desses recursos.

*11. Pessoas com autismo
não olham nos olhos.*

FALSO

Olhar ou não olhar nos olhos de alguém não é característica para o diagnóstico do autismo nem define esse quadro particular. Pode ser que algumas pessoas com essa condição tenham maior ou menor dificuldade de olhar no olho e de fixar esse olhar com boa capacidade de interpretação para as nuances que a face humana pode apresentar. Essa capacidade de interpretar mímicas, gestos e expressões diversas favorece a nossa comunicação não verbal, que pode apresentar-se comprometida nas pessoas com autismo, especialmente por falhas de funcionamento dos neurônios-espelho (neurônios responsáveis pela imitação de gestos, mímicas ou de qualquer ação mecânica, para mais tarde interpretar a intenção de quem as realizou). Mas isso não significa que para ter o diagnóstico do autismo você tenha necessariamente que não olhar nos olhos de alguém. O contato visual para muitas pessoas com autismo é algo desconfortável, pois nem sempre entendem os significados das expressões manifestas por outras pessoas (melhor explicado pela Teoria da Mente e Teoria da Coerência Central).

12. Não há cura para o autismo.

VERDADE

O autismo é um transtorno neurobiológico, uma forma particular de funcionamento cerebral, que não pode ser considerado uma doença; portanto, não há cura. O que podemos afirmar é que existem diversas formas de tratamentos psicoeducacionais e medicamentosos que favorecem ao indivíduo com autismo maiores possibilidades de uma vida funcional, mesmo continuando na sua condição de pessoa com autismo.

13. A maioria das pessoas com autismo tem problemas de fala, comunicação, interação social e comportamentos repetitivos.
VERDADE

Prejuízos na comunicação social (fala, comunicação e interação social) e presença de comportamentos com atividades e interesses restritos, repetitivos e estereotipados são as principais alterações observadas para se chegar ao fechamento de um diagnóstico para o autismo, pois isso caracteriza a chamada "díade do autismo", que, segundo o DSM-5 (APA, 2014), são elementos primordiais para que se observe o autismo em alguém; os demais sintomas serão elementos que evidenciarão maior ou menor comprometimento para esse quadro diagnóstico.

14. O autismo pode ser hereditário.
VERDADE.

O autismo é um transtorno neurobiológico de possíveis causas genéticas, ambientais ou multifatoriais; logo, quando falamos em genética, estamos nos referindo à possível herança parental em percentuais bem significativos, mas também pode estar associada a mutações de genes ocorridas durante o processo gestacional, a partir da interferência de fatores externos que podem comprometer o funcionamento cerebral do bebê. São vários os genes em estudos que podem estar afetados para a condição do autismo.

15. Existem mais meninos do que meninas com autismo.

VERDADE

Há de fato uma estimativa de 4 meninos para 1 menina com autismo; isso representa 80% dos diagnósticos de autismo em meninos. Essa explicação pode estar associada a uma maior resistência das mulheres no tocante a mutações de genes ou maior facilidade para o mascaramento dos sintomas; porém, existem outras explicações em estudo para essas diferenças de quantidades prevalentes.

Os mitos são criados na tentativa de explicar algo ainda sem grandes esclarecimentos; a verdade precisa ser investigada para que, a partir do conhecimento, possamos nos embasar com maior segurança e argumentação, e assim evitarmos quaisquer situações que reforcem comportamentos e posturas excludentes. O que queremos e buscamos a cada dia são possibilidades que favoreçam a inclusão para todo e qualquer sujeito, independentemente de sua condição física, mental, intelectual e sensorial; logo, essas alterações temporárias ou permanentes não podem e não devem classificar a nossa capacidade ou incapacidade para a realização de algo, pois somos diferentes em tudo e são exatamente essas diferenças que nos fazem semelhantes; não são elas que limitam ou dificultam nossos avanços. O que nos impede são as barreiras de acessibilidade estruturais e principalmente as barreiras atitudinais, pois uma ação de compreensão e acolhimento favorece de forma significativa todo e qualquer movimento de inclusão social, escolar e familiar.

Precisamos mudar as nossas atitudes para, dessa forma, oferecer maiores possibilidades a quem funciona de forma diferenciada daquilo que convencionamos como normalidade; afinal de contas, esse conceito não existe e, se existe, tem uma descrição pontual para cada época, cada situação, cada pessoa e cada convenção estabelecida.

Normal é ser diferente. Normal é fazer a diferença, dando acesso, permanência e oportunidades para tentativas de sucesso, por menores que elas nos pareçam.

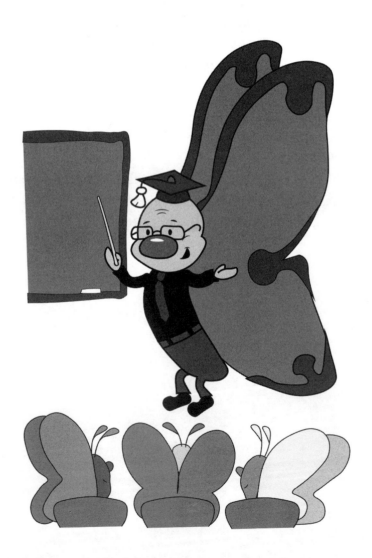

Capítulo 7

Orientações sobre o Transtorno do Espectro do Autismo – TEA para pais e profissionais

É importante ao profissional da saúde e da educação, seja ele o professor da sala de aula comum, o professor da sala de recurso multifuncional – SRM, sejam os profissionais da equipe multidisciplinar dos centros de atendimento educacional especializado – AEE, compreender que o diagnóstico para o TEA deve ser utilizado como uma ferramenta a mais de informação sobre esse indivíduo, e não um requisito ao seu processo inclusivo; logo, compete aos pais ou responsáveis pelo aluno com TEA a decisão de compartilhar o diagnóstico com a equipe escolar.

Cabe aos pais ou responsáveis também consentirem ou não na menção desse referido diagnóstico em documentos, bem como indicar quais membros da comunidade escolar podem ter acesso a ele. Para a utilização dessa informação é importante a autorização prévia dos responsáveis. A confidencialidade desse assunto é uma questão ética de direito dos pais e do indivíduo, portanto, precisa ser respeitada, evitando-se dessa forma situações de exposição ou interpretações equivocadas.

É assegurado por lei o direito ao compartilhamento de informações sobre qualquer deficiência para que a sociedade como um todo possa apoderar-se dessas informações e, assim, minimizar situações de discriminação e preconceito. Desse modo, cabe também à escola proporcionar à comunidade escolar atividades de conscientização sobre o autismo, entendendo que isso é competência da escola e do professor. Aulas, debates e vídeos podem ser algumas das estratégias úteis para esse fim.

Para que as intervenções propostas pelos serviços clínicos e serviços de educação especial para o atendimento educacional especializado – AEE, realizados pelo pedagogo em salas de recursos multifuncionais – SRM, ou pela equipe multidisciplinar em centros de atendimento educacional especializado, atinjam os objetivos desejados e a evolução dos aprendentes seja de fato favorável, é importante que a escola incentive os pais ou responsáveis a agirem com clareza ante informações pertinentes ao quadro de diagnóstico e às dificuldades apresentadas por seus filhos, e assim consintam no compartilhamento desse diagnóstico para com todos os profissionais que trabalham diretamente com o aluno na comunidade escolar.

Nesse sentido, essas informações fornecidas ou compartilhadas pela família devem funcionar como uma ferramenta a mais para o professor, ou um elemento de flexibilização em suas ações pedagógicas, para elaboração de planos ou estratégias mais funcionais às adequações curriculares de pequeno porte (que são pequenos ajustes ou modificações mínimas nas atividades, avaliações ou rotinas do aluno, dentro da proposta curricular, e que competem única e exclusivamente ao professor de sala de aula). O intuito é favorecer a permanência desse aluno no espaço escolar, com maior possibilidade de sucesso, pois é esse o principal objetivo do movimento pela inclusão.

É importante que, antes do início do ano letivo, o profissional da AEE e o coordenador pedagógico auxiliem o professor de sala aula comum com informações, orientações sobre situações diversas e indicações de leituras. Com isso, de posse de mais outros dados relativos à situação do aluno, o professor pode definir quais objetivos educacionais precisam ser alcançados, o tempo necessário para cada objetivo e quais suportes necessita para que cada objetivo estabelecido seja conquistado dentro do esperado. Além disso, deve elaborar critérios práticos para o processo de aplicação ou observação das atividades e da avaliação do aluno, as quais, por sua vez, têm de ser adaptadas ou adequadas à condição particular de cada aprendente. Mas, para isso acontecer de forma exitosa, também é importante que os professores das salas de aula comuns estejam verdadeiramente abertos para essa nova demanda de alunos que tem crescido a cada ano.

É legítimo e amparado pela legislação vigente a adaptação/adequação curricular e a flexibilização dos conteúdos aos alunos com TEA e outras deficiências, a partir do seu processo particular de aprendizagem, preocupando-se com a estimulação das funções cognitivas que se apresentam necessárias ao aprendizado eficiente. Nesse sentido, a adequação curricular não pode representar uma simples redução de atividades ou conteúdos, mas a forma como esse conteúdo é apresentado ao aluno em foco.

Não podemos esquecer que alunos com Transtorno do Espectro do Autismo – TEA são muito mais visuais do que auditivos e podem apresentar formas distintas de expressar suas capacidades intelectuais; logo, necessitam de ambientes e atividades organizados e estruturados, que favoreçam a previsibilidade e garantam melhor organização para fins diversos.

É importante garantir ao aluno com TEA o acesso ao currículo escolar por meio de adaptações/adequações que envolvam materiais pensados para cada situação em especial; porém, não estamos falando de um novo currículo, mas do mesmo currículo de forma organizada e adequada às situações como elas se apresentam. Para isso serão necessários jogos pedagógicos elaborados e pensados de forma particular para cada condição, como utilização de sinalizadores visuais com imagens, fotos, desenhos, esquemas de atividades com o passo a passo – início, meio e fim –, signos visuais e ajustes de grande e pequeno porte (lembrando que esses ajustes de pequeno porte competem exclusivamente ao professor de sala de aula).

Tudo isso para que o aluno sinta-se parte do processo educacional em que se encontra inserido, pois sua condição lhe permite o acesso e o uso de materiais adaptados/

adequados, visando a uma melhor organização sensório-motora para quem se apresenta na condição de Transtorno do Espectro do Autismo – TEA.

Pessoas com Transtorno do Espectro do Autismo – TEA podem apresentar desmodulação sensorial, seja para mais ou para menos – a hipossensibilidade ou a hipersensibilidade. Logo, é primordial identificar sua capacidade de tolerância aos mais diversos estímulos: auditivos, visuais, táteis, olfativos, gustativos, cinestésicos, proprioceptivos e vestibulares, bem como seu limite de tolerância ao tempo estabelecido durante o período de permanência em sala de aula ou nos espaços de Atendimento Educacional Especializado – AEE, tanto em Salas de Recursos Multifuncionais – SRM, nos Centros de Atendimento Educacional Especializado, quanto em espaços clínicos diversos.

É interessante que seja organizado um sistema de registro individual, no qual se possa relatar todas as situações de desempenho e comportamento, objetivando uma clara descrição do processo de desenvolvimento, evolutivo ou não, de cada aluno com Transtorno do Espectro do Autismo – TEA. Isso com base nos objetivos levantados e sistematizados para fins estatísticos, levando o profissional à reprogramação e à reavaliação, pois entendemos que, nesse sentido, a avaliação deve ser vista como uma forma de observação contínua e processual, em que cada momento possam ser revistos a sua funcionalidade e os melhores caminhos que favoreçam pontualmente a cada aprendente.

Também é essencial para o profissional que atua junto a esse aluno, seja em sala de aula, seja nos serviços de atendimento clínico ou institucional, realizar a sua autoavaliação enquanto proposta interventiva ou atitudinal, pois assim novas estratégias poderão fluir com mais eficácia. Isso representa ação-reflexão-ação.

Alguns alunos com Transtorno do Espectro do Autismo – TEA apresentam exagerado apego a rotinas ou a rituais muito específicos, pois sua capacidade de flexibilidade mental para novas situações ou novas estratégias pode não funcionar dentro do esperado. O professor ou qualquer outro profissional de suporte deve facilitar a previsibilidade da rotina usando principalmente preditores visuais, como agendas ilustradas, calendários, painéis e sequência das atividades, indicando o que vai acontecer, qual o significado e a importância de cada uma delas, percebendo em quais momentos deve utilizar essa sinalização de modo a favorecer maior organização mental e possibilidades de ampliações sinápticas, pois muitos funcionam dessa forma.

Além disso, pessoas com Transtorno do Espectro do Autismo – TEA parecem ter melhor memória visual, provavelmente em consequência das dificuldades de linguagem e pelo fato de que as imagens visuais, quando apresentadas, não desaparecem de imediato, como acontecem com os sons. Imagens visuais persistem e, assim, pode-se voltar novamente a elas quantas vezes for necessário. Talvez seja por esse motivo que algumas estratégias como histórias sociais visuais, horários visuais, atividades da vida diária sinalizadas visualmente e o programa de comunicação pela troca de figuras – PECS funcionem tão bem para muitos desses casos (porém, não deve ser entendido como uma regra que funcione para todos).

Se já compreendemos que a pessoa com Transtorno do Espectro do Autismo – TEA se organiza melhor visualmente e pode apresentar dificuldades na capacidade de comunicação verbal e não verbal, torna-se necessário oportunizar ao aluno com TEA situações diversas para a comunicação alternativa, visualmente mediada em situação escolar ou fora desse espaço, usando, por exemplo, atividades a partir do método PECS (*Picture Exchange Communication System* ou Sistema de Comunicação pela Troca de Figura), ou ainda programas similares que também se utilizam de imagem com fins diversos.

De acordo com o grau de funcionalidade e de autonomia do aluno com Transtorno do Espectro do Autismo – TEA para atividades diárias como alimentação, higiene, locomoção e comportamentos adaptáveis às demandas sociais, faz-se importante um suporte terapêutico ocupacional clínico, porém a escola deve oferecer um profissional de apoio escolar/cuidador, para acompanhar o aluno nessas necessidades que ele ainda não consiga realizar de forma independente, tanto em sala de aula como fora dela, desde que seja no contexto da escola.

Esse direito ao profissional de apoio escolar/cuidador é legitimado pelas Leis n. 12.764/2012, que institui os Direitos da Pessoa com Transtorno do Espectro do Autismo – TEA, e n. 13.146/2015 – Lei Brasileira de Inclusão da Pessoa com Deficiência. Porém, é importante entendermos que nem todas as pessoas com Transtorno do Espectro do

Autismo – TEA ou com qualquer outra deficiência terão a necessidade desse profissional. Para isso, faz-se necessária a elaboração de relatórios de outros profissionais que acompanham essa criança, reforçando ou não a necessidade do profissional de apoio escolar/cuidador, e deve ficar claro que esse profissional irá auxiliar a quem necessite realizando atividades *com ele* e *não por ele*, pois o que propomos e esperamos como suporte de educação especial é que esse sujeito consiga desenvolver-se de forma autônoma e com uma vida mais funcional, e não se torne dependente de ninguém, pois aí estaríamos criando outro problema.

É legítimo o direito da pessoa com Transtorno do Espectro do Autismo – TEA e demais deficiências consideradas alvo da educação especial a oferta de serviços educacionais no contraturno da escolarização (Decreto n. 6.571/2008, revogado pelo Decreto n. 7.611/2011), que são os serviços de AEE ofertados de forma gratuita pelas redes de educação pública municipal e estadual, seja a partir de atividades suplementares ou complementares. Porém, esses serviços de suporte, considerados de educação especial, não podem funcionar como substitutivos ao processo de escolarização; logo, a complementação didático-metodológica, pela utilização de programas específicos e realizados em situação escolar, precisa estar pautada em princípios validados na literatura científica, tendo como objetivo evitar qualquer ação realizada pelo senso comum e desprovida de validação científica.

A Lei n. 12.764/2012, anteriormente citada, assegura a todas as pessoas com TEA direitos escolares, sociais e de saúde; nesse sentido, é de competência dos municípios, dos estados e da União a oferta de serviços à formação continuada que promovam a permanente capacitação dos professores e demais profissionais da educação, saúde e ação social, para, dessa forma, melhor orientá-los a lidar com o aluno com TEA nas teorias de mutabilidade cognitiva e comportamental, ensinando como instalar e manter comportamentos adequados e/ou eliminar comportamentos inadequados e que comprometam a evolução desses indivíduos e seu desenvolvimento neuropsicomotor.

As propostas de intervenções clínicas e institucionais são de grande importância para a evolução global das pessoas com TEA; logo, a boa comunicação entre pais e professores, entre pais e profissionais de áreas específicas e entre a própria equipe multidisciplinar é de fundamental importância para o movimento de inclusão socioeducacional do aluno com TEA. Assim, pode ser viabilizada com:

- encontros regulares e previamente agendados com orientações para que a continuação da estimulação da criança aconteça em ambiente domiciliar e em outros espaços de convivência, e para o repasse de informações e orientações sobre os objetivos terapêuticos e educacionais no tocante às situações comportamentais (manejo de desobediência, crises de choro, birras, resistências ante novas situações, confrontos, comportamentos voltados à hiperatividade, estereotipias motoras e comportamentais, rigidez cognitiva e dificuldade de relacionamento com os colegas);
- trocas imediatas de informações pelo uso de agenda, grupos de whatsapp ou qualquer outro canal de comunicação

que estabeleça maior facilidade e rapidez para uma comunicação diária, favorecendo trocas de informações sobre o comportamento da criança e as ocorrências domésticas e nos espaços clínicos e institucionais, que devem, sempre que necessário, ser compartilhadas (momento do sono – quando pode haver alterações voltadas para a *insônia calma* ou para a *insônia agitada*[1]–, uso e regularidade da medicação psicotrópica, interrupção da medicação ou reações inesperadas, momento de troca ou inserção de novos medicamentos, alimentação ou particularidades sensoriais associadas etc.), e situações escolares (atividades, passeios, excursões, eventos culturais, comemorações e mudanças de rotina etc.), ou ainda sobre qualquer outra eventualidade observada pelos profissionais.

Compete a cada profissional dentro da sua área e especificidade de atuação a tarefa de promover suporte e orientação às famílias de pessoas com TEA, desde o momento da notícia do diagnóstico até etapas diversas propostas ao longo do processo de atendimento, e devolutivas acerca dessas intervenções. Portanto, esse trabalho deve e precisa ser entendido pelas famílias como serviço de extensão aos atendimentos realizados junto aos seus filhos com autismo e qualquer

---

[1] Vale descrever a *insônia calma* como aquela em que a criança acorda frequentemente durante a noite e fica sem dormir por horas, repetindo movimentos estereotipados com as mãos ou permanecendo em silêncio por toda a noite sem reclamar a presença de alguma figura familiar; e a *insônia agitada* representa um comportamento de prejuízo do sono com marcante quadro de desorganização, agitação e irritabilidade por parte da criança, com choros e gritos aparentemente sem motivos reais e que nem sempre são acalmados pelo aconchego familiar.

outra deficiência, visto que as propostas de intervenções ou tratamentos estabelecidos para cada sessão realizada só poderão repercutir de forma positiva junto à pessoa com deficiência se a família se propuser a dar-lhes continuidade nos espaços domiciliares e em outros espaços em que esta criança esteja inserida, uma vez que, sem essa continuidade, as intervenções em si não bastam.

Cabe conscientizar o grupo familiar sobre o que se propõe enquanto intervenção de estimulação para essa criança com deficiência, pois é fundamental que não se confunda *estimulação* com *superestimulação*, entendendo que nosso cérebro necessita da estimulação a que estamos submetidos diariamente, ou ainda de situações que promovam estimulações pontuais e planejadas de acordo com cada situação apresentada. Mas ao mesmo tempo a criança também necessita de espaço entre uma intervenção e outra para que os resultados aconteçam de acordo com o planejado; do contrário, o excesso de atividades e intervenções aplicadas de forma ininterrupta, em vez de auxiliar e ajudar, poderá sobrecarregá-la, aumentando seu nível de estresse, levando-a a perder o interesse em participar desses momentos tão necessários ao seu desenvolvimento global. Tais intervenções precisam fazer sentido à criança, para que ela tome iniciativas e mostre-se motivada para recebê-las e vivenciá-las, e, assim, ativar a função do sistema límbico ou motivacional, que, em perfeita harmonia, somado às funções da amígdala, ampliará a capacidade de plasticidade cerebral, melhorando muitas situações até então prejudicadas por falhas de funcionamento cerebral.

Referências

AMERICAN PSYCHIATRIC ASSOCIATION. *Manual diagnóstico e estatístico de transtorno DSM-5*. Tradução: Maria Inês Corrêa Nascimento et al. Revisão técnica: Aristides Volpato Cordioli et al. Porto Alegre: Artmed, 2014.

AMERICAN PSYCHIATRIC ASSOCIATION. *Manual diagnóstico e estatístico de transtornos mentais*. 3. ed. Porto Alegre: Artmed, 1980.

AMERICAN PSYCHIATRIC ASSOCIATION. *Referência rápida aos critérios diagnósticos do DSM-5*. Tradução: Maria Inês Corrêa Nascimento. Porto Alegre: Artmed, 2014.

APA, 1952. *Diagnostic and Statistical Manual* – Mental Disorders. DSM-I. Disponível em: <http://dsm.psychiatryonline.org/data/PDFS/dsm-i-pdf>. Acesso em: 10.04.2017.

APA, 1968. *Diagnostic and Statistical Manual of Mental Disorders*. DSM-II. Disponível em: <http://pt.scribd.com/doc/14532307/dsmii>. Acesso em: 14.03.2017.

APA, 1987. *Diagnostic and Statistical Manual of Mental Disorders*. 3. ed. rev. DSM-III-R. Disponível em: <http://dsm.psychiatryonline.org/data/PDFS/dsm-iii-r.pdf>. Acesso em: 05.03.2017.

APA, 1994. *Diagnostic and Statistical Manual of Mental Disorders*. 4. ed. DSM-IV. Disponível em: <http://dsm.psychiatryonline.org/data/PDFS/dsm-iv>. Acesso em: 14.02.2017.

APA, 2000. *Diagnostic and Statistical Manual of Mental Disorders*. 4. ed. ver. DSM-IV-TR. Disponível em: <http://dsm.psychiatryonline.org/data/PDFS/dsm-iv-tr>. Acesso em: 02.12.2016.

APA. *Manual Diagnóstico e Estatístico de Transtornos Mentais*. 4. ed. rev. DSM-IV-TR. Porto Alegre: Artmed, 2002.

ASSENCIO-FERREIRA, Vicente José. *O que todo professor de ensino fundamental precisa saber sobre neurologia*. São José dos Campos: Pulso, 2014.

BARON-COHEN, Simon; LESLIE, Alan M.; FRITH, Uta. Does the autistic child have a theory of mind? *Cognition*, New York, v. 21, n. 37, p. 37-46, Oct. 1985.

BELISÁRIO FILHO, José Ferreira; CUNHA, Patrícia. *A educação especial na perspectiva da inclusão escolar*: transtornos globais do desenvolvimento. Brasília: Ministério da Educação, Secretaria de Educação Especial; Fortaleza: Universidade Federal do Ceará, 2010.

BRASIL. Ministério da Educação. *Deficiência múltipla*. Brasília, 2000.

BRASIL. Ministério da Saúde. Secretaria de Atenção à Saúde. Departamento de Atenção Especializada e Temática. *Linha de cuidado para a atenção às pessoas com transtornos do espectro do autismo e suas famílias na Rede de Atenção Psicossocial do Sistema único de Saúde*. Brasília, 2015.

BRASIL. Ministério da Saúde. Secretaria de Atenção à Saúde. Departamento de Ações Programáticas Estratégicas. *Diretrizes de Atenção à Reabilitação da Pessoa com Transtornos do Espectro do Autismo (TEA)*. Brasília, 2014.

CAMARGOS JR, Walter (org.). *Intervenção precoce no autismo*: guia multidisciplinar – de 0 a 4 anos. Belo Horizonte: Artesã, 2017.

CAMARGOS JR, Walter (coord.). *Transtornos invasivos do desenvolvimento*: 3º Milênio. 2. ed. Brasília, DF: Presidência da República, Secretaria Especial dos Direitos Humanos, CORDE, 2005.

CARNEIRO, Moaci Alves. *LDB fácil*: leitura crítico-compreensiva, artigo a artigo. 23. ed. ver. e ampl. Petrópolis: Vozes, 2015.

CARVALHEIRA, Gianna; VERGANI, Naja; BRUNONI, Décio. Genética do autismo. *Revista Brasileira de Psiquiatria*, v. 26, n. 4, p. 270-273, 2004. Disponível em: <http://www.scielo.br/pdf/rbp/v26n4/a12v26n4.pdf>. Acesso em: 25.05.2016.

CIASCA, Sylvia Maria et al. *Transtornos de aprendizagem*: neurociência e interdisciplinaridade. 1. ed. Ribeirão Preto: Book Toy, 2015.

CUNHA, Eugênio. *Autismo e inclusão*: psicopedagogia e práticas educativas na escola e na família. 5. ed. Rio de Janeiro: Wak, 2014.

DALGALARRONDO, Paulo. *Psicopatologia e semiologia dos transtornos mentais*. 2. ed. Porto Alegre: Artmed, 2008.

DOURADO, Fátima. *Autismo e cérebro social*: compreensão e ação. Fortaleza: Premius, 2012.

DUMAS, Jean E. *Psicopatologia da infância e da adolescência*. Tradução: Fátima Murad. Revisão técnica: Francisca B. Assumpção Jr. 3. ed. Porto Alegre: Artmed, 2011.

FACION, José Raimundo. *Transtornos invasivos do desenvolvimento associados a graves problemas do comportamento*: reflexões sobre um modelo integrativo. Brasília: Ministério da Justiça, 2002.

FACION, José Raimundo. *Transtornos invasivos do desenvolvimento e transtornos de comportamento disruptivo*. Curitiba: IBPEX, 2005.

FERRARI, Pierre. *Autismo infantil*: o que é e como tratar. Tradução Marcelo Dias Almada. 4. ed. São Paulo: Paulinas, 2012. (Coleção caminhos da psicologia.)

FITÓ, Anna Sans. *Por que é tão difícil aprender*: o que são e como lidar com os transtornos da aprendizagem. Tradução: Maria Luisa Garcia Prada. São Paulo: Paulinas, 2012. (Coleção Psicologia, Família e Escola.)

FONSECA, Maria Elisa Granchi; CIOLA, Juliana de Cássia Baptistella. *Vejo e aprendo*: fundamentos do Programa TEACCH – O ensino estruturado para pessoas com autismo. 1. ed. Ribeirão Preto: Book Toy, 2014.

GATTINO, Gustavo Schulz. *Musicoterapia e autismo*: terapia e prática. São Paulo: Memnon, 2015.

GRANDIN, Temple; PANEK, Richard. *O cérebro autista*. Tradução: Cristina Cavalcante. 2. ed. Rio de Janeiro: Record, 2015.

GRINKER, R. R. *Autismo*: um mundo obscuro e conturbado. São Paulo: Larousse do Brasil, 2010.

GUEBERT, Mirian Célia Castellain. *Inclusão*: uma realidade em discussão. Curitiba: InterSaberes, 2012. (Série Inclusão Escolar.)

HEBER, Maia (org.). *Necessidades educacionais especiais*. 2. ed. Rio de Janeiro: Wak, 2016.

_____. *Neurociências e desenvolvimento cognitivo*. 2. ed. Rio de Janeiro: Wak, 2011.

_____. *Neuroeducação*: a relação entre saúde e educação. Rio de Janeiro: Wak, 2011.

_____. *Neuroeducação e ações pedagógicas*. 2. ed. Rio de Janeiro: Wak, 2014.

KANNER, L. Autisitc disturbances of affective contact. *Nervous Child*, v. 2, n. 3, 1943.

KEMPER, Thomas L.; BAUMAN, Margaret. Neuropathology of Infantile Autism. *Journal of Neuropathology and Experimental Neurology*, v. 57, n. 7, 1998. p. 645-652. Disponível em: <http://www.internationalsped.com/magazines_articles/ neuropathology%20and%20experimental%20neurology.pdf>. Acesso em: 29/03/2016.

KHOURY, Laís Pereira et al. *Manejo comportamental de crianças com transtornos do espectro do autismo em condição de inclusão escolar*: guia de orientação a professores [livro eletrônico]. São Paulo: Memnon, 2014.

LIMA, Cláudia Bandeira de (coord.). *Perturbações do neurodesenvolvimento*: manual de orientações diagnósticas e estratégias de intervenção. Lisboa: Lidel, 2015.

LEI n. 12.764, de 27 de dezembro de 2012. Disponível em: <http://www.planalto.gov.br/ccivil_03/_ato2011-2014/2012/lei/l12764.htm>. Acesso em: 20/04/17.

LEI n. 13.146, de 6 de julho de 2015. Disponível em: <http://www.planalto.gov.br/ccivil_03/_ato2015-2018/2015/lei/l13146.htm>. Acesso em: 10/04/17.

LENT, Roberto. *Cem bilhões de neurônios*: conceitos fundamentais de Neurociência. São Paulo: Atheneu, 2001.

FONSECA, Maria Elisa; LEON, Viviane. *Contribuições do ensino estruturado na educação de crianças e adolescentes com transtorno do espectro do autismo*: autismo, educação e transdisciplinaridade. 1. ed. Ribeirão Preto: Papirus, 2013.

MILLER-WILSON, Kate. *Critérios para o autismo, no DSM-V*. Disponível em: <http://autism.lovetoknow.com/diagnosing-autism/criteria-autism-dsm-v>. Acesso em: 10.08.2016.

MOMO, Aline Rodrigues Bueno; SILVESTRE, Claudia; GRACIANI, Zodja. *Atividades sensoriais*: na clínica, na escola, em casa. Ilustrações Domingos Assis de Souza, Fernando Cirino de Souza. São Paulo: Memnon, 2012.

MOMO, Aline Rodrigues Bueno; SILVESTRE, Claudia; GRACIANI, Zodja. *O processamento sensorial como ferramenta para *educadores*: facilitando o processo de aprendizagem. 3. ed. rev. e ampl. São Paulo: Artevidade/Memnon, 2011.

OLIVEIRA, S. L.; OLIVEIRA, J. L. *O poder da indústria farmacêutica em recompensar e ser referência*. Disponível em: <http://www.ead.fea.usp.br/semead/paginas/artigos%20recebidos/marketing/MKT67>. Acesso em: 14.03.17.

PRAÇA, E. T. P. O. *Uma reflexão acerca da inclusão de aluno autista no ensino regular*. Disponível em: <http://www.ufjf.br/mestradoedumat/files/2011/05/Disserta%C3%A7%C3%A3o-E-lida.pdf>. Acesso em: 20.03.2013.

PRUETTI, K. D. Família. In: LEWIS, M. *Tratado de psiquiatria da infância e da adolescência*. Porto Alegre: Artes Médicas, 1995.

RELVAS, Marta Pires (org.). *Que cérebro é esse que chegou à escola?* As bases neurocientíficas da aprendizagem. Rio de Janeiro: Wak, 2012.

RENZULLI, J. S. The three-ring conception of giftedness: a developmental model for creative productivity. In: RENZULLI, J. S.; REIS, S. M. (org.). *The triad reader*. Mansfield Center: Creative Learning Press, 1986. p. 2-19.

RIZZOLATTI, G.; SINIGAGLIA, C. *Mirrors in the brain*: how our minds share actions and emotions. Oxford: Oxford University Press, 2008.

RODRIGUES, Patrícia Maltez. *Funções executivas e aprendizagem*: o uso dos jogos no desenvolvimento das funções executivas. Salvador: Sanar, 2017.

ROGERS, Sally J.; DAWSON, Geraldine; VISMARA, Laurie A. *Autismo*: compreender e agir em família. Lisboa: Lidel, 2012.

ROTTA, Newra Tellechea; OHLWEILER, Lygia; RIESGO, Rudimar dos Santos. *Transtornos da aprendizagem*: abordagem neurobiológica e multidisciplinar. 2. ed. Porto Alegre: Artmed, 2016.

SAUVAGNAT, F. *Considerações críticas acerca da classificação DSM e suas implicações na diagnóstica contemporânea*. Disponível em: <http://www.seer.ufsj.edu.br/index.php/analytica/article/viewFile/231/281>. Acesso em: 02.03.2017.

SCHOPLER, E. Early infantile autism and receptor processes. *Dans, Archives of General Psychiatrics*, v. 13, Oct. 1965.

SCHOPLER, E. Thought disorders in parents of psychotic children. *Dans, Archives of General Psychiatrics*, v. 20, fev. 1969.

SCHWARTZMAN, José Salomão; ARAÚJO, Ceres Alves de. *Transtornos do Espectro do Autismo – TEA*. São Paulo: Memnon, 2011.

SEABRA, Alessandra Gotuzo et al. (org.). *Inteligência e funções executivas*: avanços e desafios para a avaliação neuropsicológica. São Paulo: Memnon, 2014.

SERRANO, Paula. *A integração sensorial*: no desenvolvimento e aprendizagem da criança. Lisboa: Papa-letras, 2016.

SERRANO, Paula; LUQUE, Cira de. *A criança e a motricidade fina*: desenvolvimento, problemas e estratégias. Lisboa: Papa-letras, 2015.

SIBEMBERG, N. Autismo e psicose infantil. In: JERUSALINSKY, A.; FENDRIK, S. (org.). *O livro negro da psicopatologia contemporânea*. São Paulo: Via Lettera, 2011. p. 93-101.

TEIXEIRA, Gustavo. *Manual do autismo*. 1. ed. Rio de Janeiro: Best--Seller, 2016.

VYGOTSKY, L. S. *A formação social da mente*. São Paulo: Martins Fontes, 1984.

WILLIAMS, J. H. et al. Imitation, mirror neurons and autism. *Neuroscience and Biobehavioral Reviews*. 2011. Disponível em: <http://cogprints.org/2613/1/mn.pdf>. Acesso em: 08.10.2015.

WILLIAMS, Chris; WRIGHT, Barry. *Convivendo com Autismo e Síndrome de Asperger*: estratégias práticas para pais e profissionais. Ilustrações Oliver Young. São Paulo: M. Books do Brasil, 2008.

WILLINGHAM, Emily. *Prevalência do autismo está agora em 1 em 50 crianças*. Disponível em: <http://www.forbes.com/sites/emilywillingham/2013/03/20/autism-prevalence-is-now-at-1-in--50-children/>. Acesso em: 22.09.2016.

WING, L.; GOULD, J. Severe impairments of social interaction and associated abnormalities in children Epidemiology and classification. *Journal of Autism and Developmental Disorders*, 1979.

WINNICOTT, D. W. (1896-1971). *A criança e o seu mundo*. Tradução: Álvaro Cabral. 6. ed. reimpr. Rio de Janeiro: LTC, 2012.

ZILBOVICIUS, M.; MERESSE, I.; BODDAERT, N. Autismo: neuroimagem. *Revista Brasileira de Psiquiatria*, v. 28, n. 1 (suppl.).

Outros artigos

http://neuropsicopedagogianasaladeaula.blogspot.com.br/2013/07/o-
-crescimento-do-autismo.html. Acesso em: 30.12.2016.

http://veja.abril.com.br/saude/estudo-que-vinculava-autismo-a-vacina-
-triplice-era-fraude-elaborada-diz-revista-britanica/. Acesso em:
12.12.2016.

http://www.entendendoaesquizofrenia.com.br/_media/livro_01.pdf.
Acesso em: 23.04.2017.

http://www.institutobrasileirodosono.com.br/index.php?option=-
com_content&view=article&id=107&Itemid=179. Acesso em:
21.04.2017.

https://blogmundoazul.wordpress.com/2013/10/03/decreto-de-
regulamentacao-da-lei-12-764-lei-berenice-piana-em-favor-
dos-autistas-do-brasil/. Acesso em: 18.04.2017.

Rua Dona Inácia Uchoa, 62
04110-020 – São Paulo – SP (Brasil)
Tel.: (11) 2125-3500
paulinas.com.br – editora@paulinas.com.br
Telemarketing e SAC: 0800-7010081